WAS IM **WOCHENBETT** WICHTIG IST

Über die Autorin

Sophie hat ihr Geburtsland Frankreich 1997 verlassen, um in Aberdeen als Postdoc im Bereich Biologie zu arbeiten. Dort traf sie ihren zukünftigen Ehemann Chi, der aus Hong Kong stammt. 2001 zogen beide nach Cambridge, wo sie heirateten und zwei Kinder bekamen. Ihre Geburten (sehr positive Erfahrungen, beide mit Beistand einer Doula) haben ihre Berufswünsche komplett umgekrempelt. Sie machte schließlich eine Doula-Ausbildung und wurde Geburtsbegleiterin und Trageberaterin. Sophie entwickelte eine Leidenschaft für alles, was mit Geburt zu tun hat, und sammelt alle Informationen dazu. Sie hat auch eine spirituelle Seite: Sie ist ausgebildete Reiki-Meisterin und praktiziert und lehrt die Verwendung der Reikitrommel. Durch ihre Ausbildung und ihre persönliche Praxis kennt sie vielfältige Maßnahmen, um eine Frau während und nach der Geburt zu unterstützen. Zum Beispiel durch Massage, Rebozotücher und Heilungsrituale, die sowohl physisch als auch auf der Energieebene wirken. Sophie bringt diese Techniken auch Eltern, Hebammen und Geburtshelfer:innen in Einzelstunden oder im Rahmen von Workshops bei. In ihrer Arbeit kombiniert sie traditionelles Wissen und evidenzbasierte, wissenschaftliche Erkenntnisse. Sie schreibt auch einen Blog über Geburt und nachgeburtliche Themen auf www.sophiemessager.com. Außerdem hat sie einen Doktorgrad in Reproduktionsphysiologie.

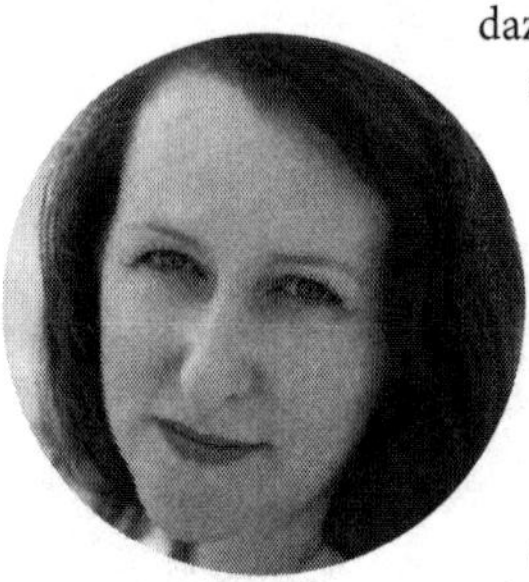

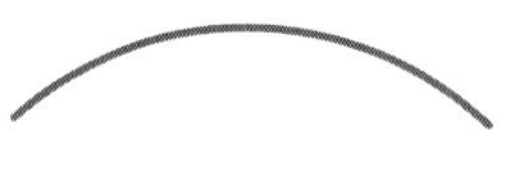

WAS IM **WOCHENBETT** WICHTIG IST

Sophie Messager

Aus dem Englischen
von Sabine Schulte

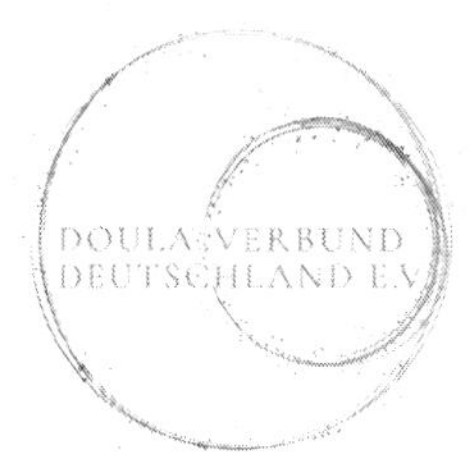

magas verlag

Die Originalausgabe erschien 2020 unter dem Titel *Why Postnatal Recovery Matters* bei Pinter & Martin Ltd., London.

Für die in der Originalausgabe enthaltenen Links auf englische Webseiten wurde versucht, deutschsprachige Äquivalente zu finden. Eine Vollständigkeit kann nicht gewährleistet werden. Für die Links auf Webseiten Dritter übernehmen wir keine Haftung, da wir uns diese nicht zu eigen machen, sondern lediglich auf deren Stand zum Zeitpunkt der Erstveröffentlichung verweisen. Hinweise und Tipps werden gerne entgegengenommen und in folgenden Auflagen umgesetzt.

Deutsche Erstausgabe März 2022
© Magas Verlag *www.magas-verlag.de*
Herausgeber: Doula Verbund Deutschland e. V.
www.doula-verbund-deutschland.de
Übersetzung: Sabine Schulte, Plön
Umschlaggestaltung: Elisa Maria Elß *www.elisaelss.de*
Satz: Petra Strauch, Bonn
Foto der Autorin: Ali Dover *www.alidover.com*
Druck und Einband: Bookpress *www.bookpress.eu*
Printed in the EU
ISBN 978-3-949537-01-1

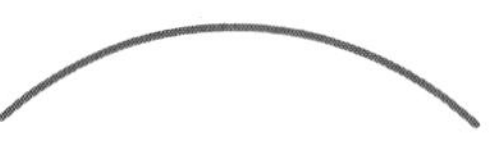

INHALT

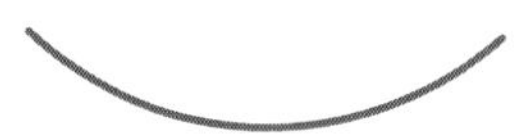

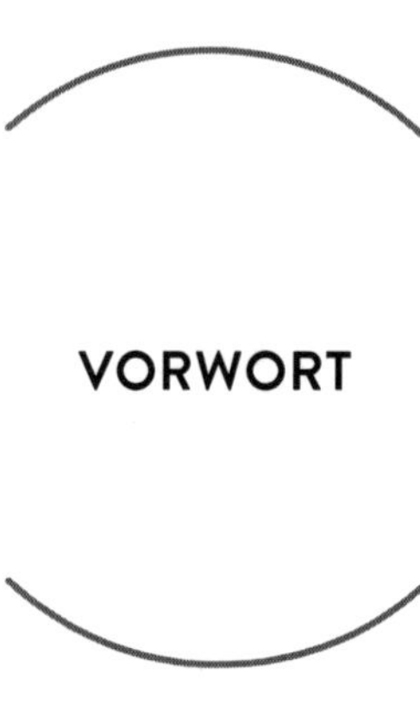

VORWORT

MAMA

M_aximale **A**_nstrengung **M**_inimale **A**_nerkennung

Es ist ein erstaunlicher Fakt, dass die meisten Frauen sich akribisch, minutiös und bis ins kleinste Detail auf die Geburt vorbereiten. Engagiert und vorfreudig wird für das neue Leben eingekauft, umgebaut, renoviert, Bücher gelesen und Kurse besucht. Was vorab getan werden kann, soll unbedingt umgesetzt werden, damit das Neugeborene perfekt ausgestattet in das Leben startet. Ab dem Tag null in der Welt des Neugeborenen aber ist zunächst nichts weiter geplant.

Einen Gegenpol zur materiellen Vorbereitung etablierte Barbara Sichtermann bereits 1981 mit ihrem Buch »Leben mit einem Neugeborenen«, das so schlicht wie prägnant darauf eingeht, was ein neuer Erdenmensch wirklich braucht. Barbara Sichtermann formuliert einen natürlichen Kontrast: Ein Neugeborenes braucht so gut wie nichts an physischem Beiwerk, das unter dem Titel Babyausstattung läuft; gleichwohl hingegen

Liebe, Ruhe, Zeit und eine Anpassung an den neuen Lebensrhythmus, der durch ein Baby und seine Bedürfnisse terminiert wird.

Wie auch immer betrachtet, ob umfassend ausgestattet oder eher artgerecht: Die Bedürfnisse eines Neugeborenen wären somit geklärt und die Familie kann nun das neue Leben und die veränderten Rollen kennenlernen und lernen, sich im Alltag darin zurechtfinden.

Doch war da nicht noch etwas bzw. jemand weiteres an dem Wunder Geburt beteiligt?

Die Zahl der Bücher zu den Themen Geburtsvorbereitung und Babypflege ist enorm. Zu den Themen Wochenbett und »Mutterwerden« gibt es nur wenige Bücher auf dem deutschen Markt, die neben der Babypflege auch die Wöchnerin mehr oder weniger erwähnen und kaum ein Buch mit einem klaren Fokus auf den Bedürfnissen der Frau in der sensiblen wie herausfordernden Zeit nach der Geburt eines Kindes.

Es scheint fast so, als ob die Frau, um die sich eben noch alles gedreht hat, mit der Geburt des Kindes gesellschaftlich in Vergessenheit gerät. Das Kind ist geboren, die Pflicht des weiblichen Körpers erfüllt. Vom Fruchtleib zum Versorgungsleib; und um dies zu erfüllen am besten ganz schnell zurück zur alten Form und Performance finden.

In Deutschland gesteht der Staat einer Wöchnerin sechs Wochen medizinisch terminiertes Wochenbett zu bzw. acht Wochen Mutterschutz bei einem reifen Neugeborenen und zwölf Wochen bei einem zu früh geborenen Kind. In dieser Zeit darf die Mutter nicht beschäftigt werden, gleichwohl sie durch die Versorgung des Kindes permanent mit einem 24/7 Job beschäftigt ist.

Denn um es auf den Punkt zu bringen: Auch 2022 ist Mutter sein immer noch ein Fulltime-Job, der Frauen immer wieder an ihre Grenzen führt; auch dann, wenn sie fit und gut organisiert ihren Alltag leben.

Wie fühlt sich nun dieser Alltag an, wenn der Körper in jeder Hinsicht Höchstleistungen erbracht hat und weiterhin erbringen soll: Zehn Monate Schwangerschaft, Gebären, Laktation und anschließender Eintritt in die lange Phase der dringend notwendigen Regeneration.

Die meisten Frauen beschreiben die ersten Wochen und Monate als enorm anstrengend, kräftezehrend, fremdbestimmt und ohne wirkliche Phasen der Erholung und Zeit für sich. Ergänzt wird diese Beschreibung durch ein Gefühl des Nichtgesehen-werdens in Bezug auf die tatsächlichen Bedürfnisse. Wenn eine Wöchnerin derart immer wieder über ihre Grenzen geht oder gehen muss, wundert es nicht, dass sie auch in eine postpartale Erschöpfung gleiten kann.

Oscar Serrallach hat ein rundum informatives Buch zum Thema postpartale Erschöpfung geschrieben (Serrallach, 2019), welches zeigt, dass diese sich im Moment ebenso wie Jahrzehnte später zeigen kann, denn jeder verpasste Moment der nachgeburtlichen Regeneration wird Marker in Körper und Seele einer Frau hinterlassen und früher oder später nach Aufmerksamkeit schreien.

Eine postpartale Erschöpfung hat viele Gesichter: hormonelle Disbalance, schlechtes Gedächtnis, emotionale Schwankungen, Depression, Tinnitus, Mangel der Muskelkraft, nicht definierbare Schmerzen im Körper, Schwäche, Müdigkeit über das »normale« Maß hinaus, Verlust des Selbstwertgefühls. So unterschiedlich diese Facetten der Erschöpfung auch sind, so haben sie doch eines gemeinsam: Sie wären vermutlich vermeidbar gewesen.

Doch was tun, um sich besser hineinfühlen und -finden zu können in die Alltagswirklichkeit einer Frau, die gerade geboren hat? Hier hilft ein Blick rund um den Globus, ein Blick in die Geschichte, um Erinnerungslücken oder mangelnde Vorstellungskraft zu schließen oder, um es noch greifbarer zu machen, das vorliegende Buch lesen, um sich inspirieren zu lassen.

Denn was braucht eine Frau nach der Geburt?

Zuwendung, Ruhe, Erholung für den Körper, warmes, leichtes wie nährstoffreiches Essen, Raum und Zeit, sich in der neuen Rolle einzufinden und hineinzuwachsen, helfende Hände diskreter Unterstützer:innen, offene Arme und Ohren, wenn das Herz überläuft und guter Rat gefragt ist. Menschen, die einkaufen, Schmutzwäsche mitnehmen und saubere Wäsche abstellen, Freund:innen, die warmes Essen bringen, Einkäufe erledigen, Familienmitglieder, die Geschwisterkinder beschäftigen und der Wöchnerin den Rücken freihalten, Wärme, Massagen und umsorgt werden; mindestens wie eine Königin, die gestützt und beschützt ihre ersten Schritte auf Glatteis wagt.

Es ist ein wirklich großer Schritt in absolutes Neuland auf der Reise von der Frau zum Muttersein. Und dies betrifft im Übrigen nicht nur »neugeborene« Mütter. Selbst Mütter, die zum wiederholten Mal gebären, müssen sich auf die Neusortierung des Systems Familie einstellen dürfen.

Denn so ist sie, diese erste Zeit,– wie zu Beginn der Schwangerschaft dominiert von Müdigkeit, Unsicherheit, der Wahrnehmung von Veränderungen im eigenen Körper, vom hin und her pendeln zwischen Angst und Glück ohne Ende, von Hormonen, die Achterbahn fahren, von zu wenig Schlaf, von zu vielen Gefühlen und zuweilen vom nicht wissen, wohin mit sich und all diesen Gefühlen.

Wie wohltuend kann es sein, in dieser Zeit als Mutter bemuttert zu werden. Vom Mann, der Familie oder auch einer Doula, einer Mütterpflegerin oder einer Familienlotsin, sofern dieses »mothering the mother« nicht im Rahmen der eigenen Familie geleistet werden kann, ungeachtet der Gründe.

Das »Bemuttern« geht über die Fürsorge einer Hebamme hinaus, auf die jede Wöchnerin in Deutschland einen rechtlichen Anspruch hat. Grundsätzlich leisten natürlich auch Hebammen empathische Unterstützung neben der medizinischen

Versorgung einer Wöchnerin, doch die Zeit ist systembedingt beschränkt.

So können angrenzende Berufsgruppen wie Doulas, Mütterpflegerinnen und Familienlotsinnen fürsorgliche wie praktische Tätigkeiten unterstützend übernehmen – bei entsprechender Qualifikation durch Weiterbildungen auch zu Themen wie Stillen, Säuglingspflege, Wellnessmassage und Haushaltshilfe.

Reichhaltige Inspirationen, wie eine solche Hilfe aussehen kann, bietet das vorliegende Buch von Sophie Messager, das auch durch die vielen persönlichen Einblicke von Müttern unterstreicht, wie wichtig und vielschichtig die achtsame und liebevolle Begleitung einer Wöchnerin ist.

Daher hoffen wir, dass dieses Buch einen wichtigen Beitrag leistet, den Fokus auf die Wöchnerin zu richten, um ihr die Fürsorge zuteilwerden zu lassen, die sie in dieser sensiblen Phase des Neubeginns als Mutter verdient hat.

Sylvia Fischer
Mutter von vier geborenen und fünf Sternenkindern,
1. Vorstand und Gründungsmitglied des
Doula Verbund Deutschland e. V.
und Leiterin der Doula Ausbildung »Die Bauchflüsterinnen®«, lebt und arbeitet im Großraum Stuttgart in eigener Praxis.

Bei einer Geburt entstehen zwei Menschen.
Erstens: ein sich abmühendes Wesen, das darum ringt,
eine neue Welt, eine neue Daseinsform zu begreifen.
Zweitens: ein Baby. ~

Bunmi Laditan

(Schriftstellerin, lebt in Quebec, Kanada)

Bei einer Geburt geht es um so viel mehr
als um einen winzigen Körper, der sich aus einem
größeren herauswindet. Wenn wir gebären,
bringen wir nicht nur Kinder zur Welt.
Wir gebären uns selbst und unsere Familien,
und wir gestalten unser Leben neu. ~

Dr. Sara Wickham

(Hebamme, Autorin, Wissenschaftlerin,
Direktorin des Birth Information Project)

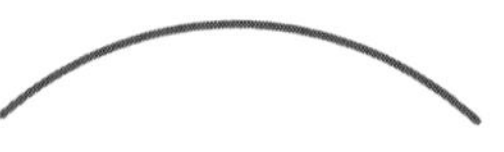

EINFÜHRUNG

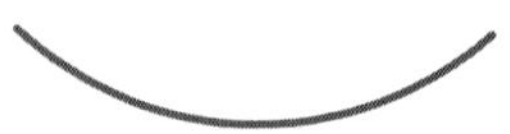

Zwei Geburtsgeschichten

Ein Kind wird geboren. Während die Mutter schwanger war, stand sie im Zentrum der Aufmerksamkeit. Jetzt wird sie von Besucher:innen weggeschoben, weil diese nur ihr Baby auf den Arm nehmen wollen. Für die Wöchnerin bedeutet Besuch, dass sie kein Nickerchen halten kann, und viele erwarten eine Bewirtung und hinterlassen der jungen Mutter eine chaotische Wohnung und ein quengelndes Baby. Niemand fragt sie, wie es ihr geht. Da sie bisher keine Erfahrung mit Babys hat und auch keine Verwandten in der Nähe wohnen, ist sie oftmals ratlos und befürchtet, dass sie nicht alles richtig macht. Ihr Partner muss nach kurzer Zeit wieder arbeiten. Die Wöchnerin bemüht sich, die Bedürfnisse ihres Babys und ihre eigenen zu erfüllen. Niemand hilft ihr bei der Hausarbeit oder beim Kochen. Sie erhält eine Menge Geschenke, doch die sind alle für das Baby. Sie ist erschöpft, weil sie nachts nicht durch-

schlafen kann, und sehnt sich nach einem dringend benötigten Mittagsschlaf oder einer babyfreien Zeit. Ihre Tage vergehen in einem Nebel aus Mahlzeiten für den Säugling und Babypflege. Das soziale Netz der jungen Mutter hilft nicht weiter, denn ihre Freundinnen haben alle Vollzeitstellen. Sie fühlt sich isoliert und einsam und sehnt sich nach der Gesellschaft von Erwachsenen. Gleichzeitig hat sie ein schlechtes Gewissen, weil sie nicht jeden Moment genießt. Sie bemüht sich, diese neuen Erfahrungen zu verstehen, zeigt ihre Gefühle nicht und tut so, als wäre alles in Ordnung. Von allen Seiten erhält sie widersprüchliche Ratschläge, die ihre Intuition untergraben. Niemand kümmert sich um ihr physisches Wohlbefinden, und sie verspürt einen ungeheuren Druck, körperlich und sozial »wieder zur Normalität« zurückzukehren. Nach einem Monat ist sie erschöpft, zweifelt an ihren Fähigkeiten als Mutter und ist physisch und emotional immer noch in der gleichen Verfassung wie direkt nach der Geburt.

In der Welt des Geburtsgeschehens wird die Betreuung der Wöchnerin stiefmütterlich behandelt. Unsere Gesellschaft konzentriert sich vollkommen auf das Baby und vernachlässigt darüber die Bedürfnisse der jungen Mutter. Ganz deutlich zeigt sich das an der Tatsache, dass junge Eltern vor allem Babysachen und Spielzeug geschenkt bekommen. Doch Neugeborene machen sich nichts aus Plüschtieren und Kleidung. Was sie neben Wärme, Schutz und Nahrung am meisten brauchen, ist liebevolle Fürsorge. Doch damit die jungen Eltern ihr Baby gut versorgen können, müssen sie ebenfalls unterstützt, gestärkt und betreut werden. Sollte man daher nicht lieber den Eltern und insbesondere der Mutter die Aufmerksamkeit und die Geschenke zukommen lassen? In vielen Kulturen ist diese Einsicht noch zu finden. Früher war sie auch in westlichen Gesellschaften vorhanden, aber sie ist in Europa größtenteils verlorengegangen. Stattdessen werden heute Mütter glorifiziert, die nach der Geburt schnellstmöglich wieder in ihren »normalen Alltag« zurückkehren, so als wäre nichts gewesen. Dieses Buch plädiert für einen Wandel hin zu einer unterstützenden, in jeder Hinsicht nährenden Kultur der Betreuung im Wochenbett.

Ein Kind wird geboren. Alle feiern die junge Mutter, und durch die Mutterschaft erhält sie einen höheren Status. Alle sind sich einig, dass sie eine Heldentat vollbracht hat, indem sie einen neuen Menschen in sich genährt und ihn geboren hat, und dass sie nun Zeit, Ruhe, Fürsorge und gute Ernährung braucht, um sich zu erholen. Verwandte und Freunde aus ihrem Wohnort versammeln sich und besorgen den Haushalt, erledigen alle Arbeiten und kochen für sie. Die Wöchnerin hat nur die Aufgabe, sich auszuruhen und ihr Baby kennenzulernen. Erfahrene Mütter sind bei ihr und zeigen ihr, wie sie ihren Säugling versorgt und stillt. Täglich kommt eine Frau ins Haus, massiert die Wöchnerin und umwickelt ihren Bauch mit einem Tuch, damit sie sich schneller erholt, sowohl körperlich als auch seelisch. Sie wird wie eine Königin behandelt und verehrt. Die anderen Frauen streiten sich darum, wer die nächste Mahlzeit für sie zubereiten darf. Die Gerichte sind so ausgesucht, dass sie der Wöchnerin ihre Kräfte zurückgeben, sie körperlich aufbauen und ihrer Gesundheit förderlich sind. Sie ist nie allein, denn stets leisten Erwachsene ihr Gesellschaft, und sie darf über ihre Emotionen sprechen und kann in Ruhe nachvollziehen, wie ihr Selbstgefühl sich verändert. Wann immer die junge Mutter es braucht, sind liebevolle Arme zur Stelle, die ihr das Baby abnehmen. Sie erholt sich gut, und nach einem Monat oder sechs Wochen ist sie bereit, sich wieder in die Gemeinschaft einzubringen. Sie fühlt sich gestärkt, voller Selbstvertrauen und fähig, ihr Baby allein zu versorgen.

Diese Gegenüberstellung mag zu polarisiert oder zu idealisiert erscheinen, aber ich habe dafür Geschichten zusammengestellt, die ich im Laufe von vielen Jahren von Müttern aus verschiedenen Kulturkreisen gehört habe. Ich erinnere mich, wie ich einmal auf dem Schulhof mit einer wunderbaren Frau aus Kenia ins Gespräch kam. Sie erzählte mir eine erschütternde Geschichte über den Gegensatz zwischen ihren Erfahrungen nach der Geburt ihres ersten Kindes in Kenia und nach der Geburt ihres zweiten in Großbritannien. In Kenia stritten die Frauen sich darum, wer ihr Essen kochen durfte, und sie brauchte sich, wie sie berichtete, nicht einmal selbst zu waschen. Als sie dann nach Großbritannien zog und ihr zweites Kind zur Welt kam, hatte sie keine Verwandten in der Nähe. Sie musste ihr älteres Kind in die Vorschule bringen, und ihr Mann erwartete, dass jeden Abend eine warme Mahlzeit auf dem Tisch stand. Sie fühlte sich mutterseelenallein, vermisste schmerzlich die Gemeinschaft und die nachgeburtliche Unterstützung in Kenia und weinte jeden Tag.

In den vergangenen zehn Jahren habe ich zahlreiche Frauen auf ihrem Weg in die Mutterschaft begleitet, und ich habe Hunderten von Geschichten gelauscht. Ich war Zeugin des immer gleichen Bemühens der jungen Mütter, sich an die neue Situation anzupassen, und ihres immer gleichen Schuldgefühls, weil sie »nichts Produktives« taten. Ich sah und hörte, dass diese Wöchnerinnen genau das Gleiche empfanden und äußerten wie ich selbst als junge Mutter.

Nach der Geburt meines zweiten Kindes wurde ich unglaublich reich beschenkt, denn meine Schwiegermutter aus Indien war hier. Sie sagte, ich solle mich mit meinem Baby ins Bett legen und dort bleiben. Sie ließ nicht zu, dass ich kochte. Sie tat alles für mich und hielt auch das Baby auf dem Arm. Sie empfahl mir, meinen Bauch zu umwickeln und mich warm zu halten, und sie sagte, ich solle meinem Besuch nicht erlauben, das Kind auf den Arm zu nehmen und herumzureichen. Mein Mann machte tolle vegetarische Bällchen für mich. Ich bekam einen Plazenta-Smoothie und Plazenta-Kapseln und das Schließungsritual. ~ **Seema Barua**

Ich erhielt alle Unterstützung, die ich mir nur wünschen konnte, und der Übergang in die Mutterschaft war wunderbar mühelos. ~ **Deborah Neiger**

Ich hatte eine wunderbare freiberufliche Hebamme, die mir empfahl, nach der Geburt eine Woche lang im Bett zu bleiben (»Sobald sie dich angekleidet unten sehen, ist deine nachgeburtliche Erholungspause vorbei«, erklärte sie mir.) Sie empfahl mir, einen Schlüssel unter die Matte zu legen und dazu einen Zettel mit den Worten: »Macht Tee, wenn ihr hochkommt, und bleibt nicht länger als eine halbe Stunde.« Das lief richtig gut, bis der Mann einer Freundin fragte: »Warum liegst du denn noch im Bett? Bist du krank? Du hast doch bloß ein Kind gekriegt, das ist ein physiologischer Prozess, deswegen braucht man nicht im Bett zu bleiben.« Diese frauenfeindliche Bemerkung führte dazu, dass ich mich richtig beschissen und jämmerlich fühlte – so, als hätte ich keine Ruhepause verdient. ~ **Sophia MacDonnell**

Ich war außer mir, weil niemand meine Verletztheit und meine Schmerzen wahrnahm. Von Freunden und Verwandten bis hin zu Ärzten und medizinischem Personal – sie sahen nicht, welche emotionalen und physischen Schmerzen ich litt und wie überfordert ich war. Und das führte dazu, dass ich mir sehr egoistisch vorkam – wie konnte ich denn einem Baby übelnehmen, dass sich niemand um mich kümmerte? Unsere Gesellschaft ist nicht darauf eingestellt, sich um junge Mütter zu kümmern, und schon gar nicht nach der ersten Geburt. ~ **Meg Hill**

Ich weiß noch, wie es war, als mein Mann wieder zur Arbeit ging. Manchmal fragte er am Telefon, was wir so gemacht hatten – das konnte etwa um elf Uhr vormittags sein. Er fragte mich, ob wir denn schon angezogen seien. Ich hatte ein so schlechtes Gewissen, wenn ich nein sagte (obwohl er mir nie einen Anlass dazu gab), dass ich mich und meinen Sohn morgens um fünf nach dem Stillen anzog, und dann legten wir uns beide voll angekleidet wieder hin. Zu erzählen, wir hätten ein kleines Vormittagsschläfchen gehalten, erschien mir akzeptabler, als wenn ich gesagt hätte, dass wir den Tag noch gar nicht richtig begonnen hatten. ~ **Nicola Witcombe**

Ich brauchte mindestens anderthalb Jahre, um mich wieder zu erholen, denn ich hatte per Kaiserschnitt geboren. Das Gesundheitssystem hier in Großbritannien leistete keine wirksame Unterstützung: Man erkannte nicht einmal, dass unser Baby Hunger litt. Wir lebten hier allein, ganz ohne Familie oder Verwandte. Mein Glück war, dass wir eine Freundin hatten, die privat als Hebamme arbeitet und dass mein Mann Arzt ist und mich weiterhin mit chinesischer Medizin behandelt. ~ **Ilona Vero**

Als ich mit meiner Arbeit als Doula begann, fiel mir auf, wie viele Frauen still für sich kämpfen, weil sie glauben, sie wären die Einzigen, die die Zeit nach der Geburt schwierig finden, und sich dafür schämen.

Einmal habe ich bei einer Amerikanerin namens Emma als Doula gearbeitet. Sie war eine witzige, intelligente Frau mit einem herrlichen Sinn für Humor. Als ihre kleine Tochter drei Monate alt war und ihr Sohn drei Jahre, machte ich einen meiner nachgeburtlichen Besuche bei ihr. Während Emma ihre Tochter stillte und ihren Sohn mit Puzzles beschäftigte, versuchten wir, uns zu unterhalten. Sie gestand mir, sie verstehe nicht, warum sie ständig müde sei. Ich sagte: »Du bist müde, weil du ein drei Monate altes und ein drei Jahre altes Kind hast!« »Aber alle anderen Mütter scheinen damit besser klarzukommen als ich«, erwiderte sie. Ich erklärte ihr, dass das nicht stimmte und dass die anderen Mütter nicht ehrlich waren oder nur so taten, als würden sie ihre Situation gut bewältigen. Emma erzählte mir außerdem, dass sie ein schlechtes Gewissen hatte, wenn sie um Hilfe bat.

Ich glaube, unsere Kultur mit den tückischen, bilderbuchhaften Darstellungen, die von den sozialen Medien verbreitet werden, erhält unseren Mythos von der perfekten Mutterschaft systematisch immer weiter lebendig. Niemand teilt die schlimmen Momente, daher kann eine Wöchnerin leicht auf den Gedanken kommen, dass alle anderen jungen Mütter besser mit der Situation fertigwerden, und sich schämen, dass es ihr selbst nicht gelingt. Falls sie derartige Emotionen dann verbirgt, führt das zu einem Teufelskreis aus Vortäuschung falscher Tatsachen und Minderwertigkeitsgefühlen.

Je mehr Mütter ich mit meiner Arbeit unterstützte, desto zorniger machte es mich, dass sie bei uns so wenig Hilfe bekommen und stumme Einzelkämpferinnen sind. Weil ich von Natur aus sehr wissbegierig bin, begann ich, Mütter aus anderen Kulturen zu fragen, welche Bräuche es bei ihnen für die Erholung und Betreuung im Wochenbett gibt. Die Geschichten, die ich zu hören bekam, verblüfften mich. Swati, deren Zwillinge in Indien zur Welt gekommen waren, erzählte mir, dass ihre Mutter nach der Geburt eine alte Dame aus dem Dorf beauftragte, einen ganzen Monat lang täglich ins Haus zu kommen und ihr eine Ganzkörpermassage zu geben. Diese Geschichte erzähle ich werdenden Eltern, weil sie gut zeigt, was uns in Großbritannien fehlt.

Ich bin mit Chi verheiratet, der in Hongkong geboren wurde, und als Doula habe ich auch einige chinesische Klientinnen unterstützt. Die chinesische Tradition des *Zuo Yuezi* lässt sich übersetzen als »den Monat sitzen« (vergleichbar mit dem deutschen Begriff »Wochenbett«). In China beinhaltet dieser Begriff eine komplexe Mischung aus Ruhe, Leibwickeln, spezieller, nährstoffreicher Nahrung und Wärme.

Je mehr Geschichten ich hörte, desto stärker wurde bei mir der Eindruck, dass unsere Gesellschaft Wöchnerinnen im Stich lässt. Allerdings merken die meisten jungen Mütter nicht, dass die Unterstützung, die sie erhalten, unzureichend ist. Ihnen ist nicht bewusst, dass sie nicht bekommen, was sie brauchen. Sie sind dankbar für Blumen, Strampler und Stofftiere und erkennen nicht, dass warme Mahlzeiten und Hilfe beim Abwaschen sinnvoller wären.

Anna war eine junge Mutter. Ihre kleine Tochter war einige Wochen alt, und sie hatte sich zu einem dringend benötigten Schläfchen hingelegt. Ich trug ihr Baby in einem Tragetuch. Nachdem ich etwas aufgeräumt hatte, wollte ich etwas Wärmendes, Kräftigendes für Anne zu Mittag kochen, z.B. eine Suppe. Ich öffnete ihren Kühlschrank und fand ihn so gut wie leer. Als Anna erwachte, deutete ich auf die vielen Blumensträuße in ihrer Küche und sagte: »Die sind natürlich schön, aber du kannst sie nicht essen.« Bei jedem meiner Besuche bat sie mich, verwelkte Blumen wegzuwerfen. Die Sträuße erschienen mir wie ein Symbol für die wenig sinnvolle »Unterstützung«, die junge Mütter bei uns erhalten.

Ich entschloss mich, das zu ändern. Dazu verfasste ich Blogs und Postings. Ich versuchte, ein größeres Bewusstsein für das Thema zu schaffen. Doch das reichte nicht aus. Das vorliegende Buch entstand aus dem Wunsch heraus, eine größere Anzahl von Menschen zu erreichen, insbesondere werdende und junge Eltern, denn ich bin voller Hoffnung, dass wir die nachgeburtliche Betreuung in unserer Gesellschaft verbessern können.

Die Geschichten und die Zitate in diesem Buch stammen zum Teil aus Großbritannien und zum Teil aus Kulturen, in denen eine wirklich aufbauende postpartale Versorgung der jungen Mütter noch existiert. Mit meinem Buch möchte ich Frauen dazu anregen, eine solche Unterstützung zu verlangen, und ihre Umgebung ermutigen, diese Hilfe anzubieten. Vom beruflichen Hintergrund her bin ich Wissenschaftlerin, und es fasziniert mich, wie weitgehend wissenschaftliche Beweise und traditionelles Wissen sich überlappen. Daher enthält dieses Buch eine Vielzahl von Verweisen auf wissenschaftliche Arbeiten und auf Bücher über postpartale Erholung. Allerdings wird die Wirksamkeit von manchen traditionell empfohlenen Verfahren (noch) nicht durch wissenschaftliche Untersuchungen untermauert. Doch die Praktiken auf der ganzen Welt sind sich häufig ähnlich, und das legt nahe, dass sie auf einem tiefen Wissen und auf weisen Einsichten basieren. Dass etwas bisher nicht wissenschaftlich erforscht wurde, heißt nicht, dass es ineffektiv ist. Bei der Entscheidung, was für deinen Geist und deinen Körper richtig ist, solltest du daher deiner Intuition und deinem Instinkt folgen.

Weil die Investition in junge Mütter eine positive Auswirkung auf die Gesellschaft hat, glaube ich, dass diese Praxis langfristig gesehen kostensparend ist. Folgendes findest du in diesem Buch:

- Ich berichte, was in anderen Kulturen üblich ist und was bei uns früher üblich war. Damit zeige ich, dass Unterstützung im Wochenbett kein Luxus, sondern eine Notwendigkeit ist.
- Ich zeige, dass unser derzeitiger Umgang mit Wöchnerinnen nicht nur unnormal, sondern auch schädlich für junge Familien und die Gesellschaft als Ganzes ist.
- Ich begründe, warum Ausruhen, Ernährung, körperliche Regeneration und soziale Unterstützung für Wöchnerinnen

so wichtig sind, und erkläre, wie wir diese Punkte in unserer Gesellschaft verwirklichen können.

- Ich nenne Beispiele und Möglichkeiten, damit du eine Vorstellung entwickeln kannst, wie deine Unterstützung im Wochenbett aussehen soll, und einen Plan dazu erstellen und umsetzen kannst.
- Ich möchte daran mitwirken, nicht nur die Einstellungen von jungen Eltern und ihren Helferinnen zu verändern, sondern auch die Haltung aller, die etwas für Wöchnerinnen tun können.
- Ich möchte, dass du als werdende oder junge Mutter in diesem Buch Ideen findest, wie du die Zeit nach der Geburt deines Babys möglichst stressfrei gestalten und wie du dir Hilfe holen kannst.
- Ich möchte, dass du als Freundin oder Verwandte einer werdenden Mutter oder einer Wöchnerin in diesem Buch neue Möglichkeiten findest, um sie nach der Geburt zu unterstützen.
- Wenn du Geburtsbegleiterin, Doula, Hebamme, Angehörige eines Gesundheitsberufes, Dozentin oder Leiterin von Geburtsvorbereitungs-, Rückbildungs- oder Babykursen bist oder als Therapeutin oder Familienhelferin arbeitest, soll dieses Buch dir ein Gerüst geben, damit du Klientinnen anregen kannst, für die Zeit des Wochenbetts im Voraus zu planen. Außerdem soll es dir nützliche Ideen für deine Arbeit liefern.

Während ich dies schreibe, im Jahr 2020, mitten im Lockdown wegen der COVID-19-Pandemie, erscheinen Veränderungen erstaunlicherweise eher möglich als je zuvor. In der vergangenen Woche habe ich für gefährdete Nachbarn eingekauft und Lebensmittel besorgt, einer kranken Freundin Suppe an die Tür gebracht und mit einer Nachbarin fehlende Zutaten für ein Essen ausgetauscht. Ich erlebe mit, wie Helferinnen und Helfer im ganzen Land Gruppen bilden. Ich hoffe, dass diese Welle gemeinschaftlicher Hilfe auch die Wiederbelebung der Unterstützung im Wochenbett fördern kann.

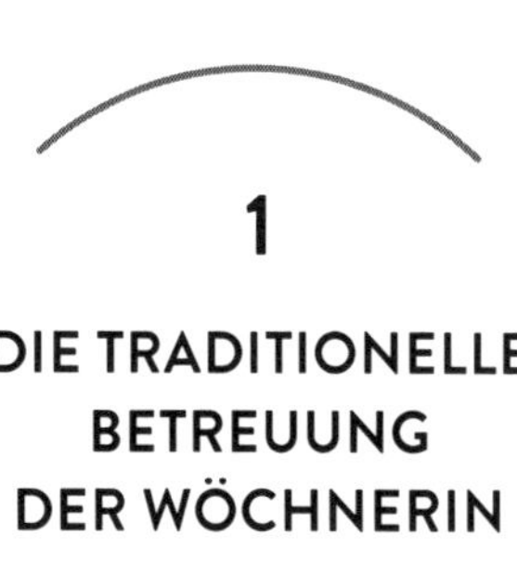

1 DIE TRADITIONELLE BETREUUNG DER WÖCHNERIN

»Weil du und dein Baby psychisch und physisch empfindlich sind, ist es klug, wenn du dich an bestimmte Richtlinien hältst. Ganz gleich, wo oder wie du dein Baby geboren hast, eine lange Phase nachgeburtlicher Fürsorge ist unabdingbar.« ~ **Robin Lim**, Hebamme, Autorin und Gründerin der Bumi Sehat-Stiftung (Stiftung Gesunde Mutter Erde)

»Rituale sind ein sehr wichtiges Element einer Kultur, und in jeder Gesellschaft gibt es Übergangsrituale. Sie nehmen Bezug auf Veränderungen im Lebenszyklus und in der gesellschaftlichen Stellung und verbinden so die physiologischen und die sozialen Aspekte im Leben eines Menschen. Die Geburt stellt für eine Frau einen bedeutenden Übergang im Lebenszyklus dar, ganz gleich, welcher Kultur sie angehört.« ~ **(Huang, 2010)**

In früheren Zeiten wurden junge Mütter auf der ganzen Welt gefeiert und umsorgt. Ja, auch in der westlichen Welt. Heutzutage jedoch scheint bei uns die irrige Überzeugung zu existieren, dass eine derartige Fürsorge »exotisch« und überholt ist und dass man sie nur noch in den Kulturen von Entwicklungsländern findet. Doch die Tatsache, dass alte Bräuche der postpartalen Fürsorge auf jedem Kontinent üblich sind, sollte uns zu denken geben.

Ich lebe in Cambridge, einer stark multikulturell geprägten Stadt, und daher hatte und habe ich die Möglichkeit, mit vielen Müttern über ihre Erfahrungen zu sprechen. Dass sich die traditionellen Bräuche der nachgeburtlichen Fürsorge auf der ganzen Welt ähneln, fasziniert mich immer wieder. Eine Mahlzeit für die Wöchnerin mag zwar aus unterschiedlichen Zutaten bestehen, das Ziel ist aber stets, die Kraftreserven der jungen Mutter wieder aufzufüllen. Für Unterleibswickel werden verschiedene Methoden und Tücher verwendet, aber die Wickel an sich sind universell. Zur Unterstützung der jungen Mutter kommen unterschiedliche Frauen ins Haus, aber allem zugrunde liegt die Einsicht, dass Ausruhen für die Wöchnerin an höchster Stelle steht und dass andere sich um den Haushalt kümmern sollen. Außerdem ist allen Beteiligten bewusst, dass Hilfe von außen unerlässlich ist und dass die Wöchnerin es allein nicht schaffen kann.

In vielen Kulturen wird anerkannt, dass die Wochen nach der Geburt ein einzigartiges Zeitfenster darstellen, in dem die Wöchnerin, wenn sie gut umsorgt wird, die Chance hat, verbrauchte Energie wieder aufzufüllen und einen neuen Anfang zu machen. Das hat eine langfristige Wirkung auf ihre Gesundheit und ihr Wohlbefinden.

Diese Beobachtungen werden durch Forschungsergebnisse unterstützt. In der Zusammenfassung einer Übersicht über Forschungsarbeiten heißt es:

In zahlreichen Kulturen auf der ganzen Welt werden bestimmte postpartale Rituale durchgeführt, um gesundheitlichen Problemen der Wöchnerin in späteren Jahren vorzubeugen. Dieser qualitative systematische Überblick begutachtete 51 Untersuchungen aus über 20 verschiedenen Ländern zu traditionellen nachgeburtlichen Praktiken. Über die Kulturen hinweg wurden Gemeinsamkeiten festgestellt. Insbesondere ging es um folgende Themen: organisierte Unterstützung für die Mutter, Ruhepausen, vorgeschriebene oder verbotene Lebensmittel, Hygienemaßnahmen, Versorgung des Säuglings und Stillen. Diese Rituale ermöglichen es, dass die Mutter nach der Geburt eine Zeitlang selbst »bemuttert« wird. Sie können sich sowohl günstig auf die Gesundheit auswirken als auch den Übergang in die Mutterschaft erleichtern. In heutigen Gesellschaften, in denen Modernisierung, Migration und Globalisierung eine große Rolle spielen, sind die Betroffenen vielleicht nicht in der Lage, diese Rituale durchzuführen, oder sie fühlen sich, umgekehrt, gedrängt, Handlungen zu vollziehen, an die sie nicht mehr glauben. Das Wissen über traditionelle nachgeburtliche Praktiken kann die Bereitstellung kulturell kompetenter perinataler Dienste beeinflussen. ~ **(Dennis et al., 2007)**

Interessanterweise haben die Autor:innen von Untersuchungen über nachgeburtliche Bräuche es oft eilig, die traditionellen Methoden abzuwerten. Unsere Gesellschaft neigt dazu, alles, was wissenschaftlich erwiesen ist, als »Wahrheit« anzusehen, und das, was nicht von der modernen Wissenschaft untersucht wurde, als wertlos abzutun.

In einem Artikel über das Wochenbett in China schreiben die Autoren:

Auch wenn viele Praktiken und Rituale des »Monatssitzens« von der Wissenschaft oder dem gesunden Menschenverstand widerlegt wurden, vollziehen zahlreiche Chinesinnen weiterhin die Rituale der Vorfahren, weil sie zu ihrer Kultur und zu den traditionellen Prinzipien gehören, die das alltägliche Leben bestimmen. ~ **(Ding et al., 2018)**

Als Wissenschaftlerin finde ich diesen Satz irritierend, weil es nur sehr wenige Forschungsergebnisse darüber gibt, welche Wirkungen es hat, einen ganzen Monat lang traditionelle nachgeburtliche Praktiken durchzuführen (abgesehen von beschränkten Forschungen über die Wirkung auf die psychische Gesundheit). Eine derartige Betrachtungsweise ist unwissenschaftlich, denn ein Mangel an veröffentlichten Beweisen heißt nicht, dass eine mangelnde Wirksamkeit nachgewiesen wurde. Und viele andere Publikationen zeigen, dass traditionelle postpartale Praktiken das körperliche und geistige Wohlbefinden der Wöchnerin schützen (RAVEN, 2007; GRIGORIADIS ET AL., 2009).

Die Anthropologin Eleanor Fleming stellte mir das Akronym WEIRD vor. (engl. weird: sonderbar, merkwürdig). Es wurde von dem Anthropologen Joseph Henrich geprägt, in einem Artikel mit dem Titel »The Weirdest People in the World?« (»Die sonderbarsten Menschen der Welt?«) (HENRICH UND HEINE, 2010). WEIRD steht hier für Western, Educated, Industrialised, Rich und Democratic (westlich, gebildet, industrialisiert, reich und demokratisch). In ihrem Bericht stellten die Autoren fest, dass bei Studien zur Verhaltensforschung 96 Prozent der Teilnehmerinnen und Teilnehmer aus westlichen Industrieländern stammten. Doch diese Länder machen nur 12 Prozent der Weltbevölkerung aus! Folglich müssen wir uns vor falschen Schlussfolgerungen hüten, wenn wir versuchen, »normales« menschliches Verhalten zu untersuchen.

Gesellschaften, die begreifen, dass junge Mütter eine spezielle Art von Unterstützung brauchen, erkennen auch an, dass eine Frau mit dem Akt der Geburt selbst eine tiefgreifende Wandlung durchmacht, ähnlich einer Metamorphose. Als Doula erkläre ich Eltern gelegentlich, dass eine junge Mutter ein wenig einem Teenager ähnelt. Sie befindet sich zwischen zwei Stadien und hat ihre Identität verloren, und das kann zeitweise unangenehm sein. In der Welt der Geburt wird die Phase der Mutterwerdung manchmal mit der Verwandlung einer Raupe in einen Schmetterling verglichen; ich persönlich ziehe allerdings die Analogie mit dem Phönix vor. In ihrem Buch: *Broken Open: How Difficult Times Can Help Us Grow* (Aufgebrochen: Wie schwierige Zeiten uns helfen können zu wachsen) beschreibt Elizabeth Lesser diese Erfahrung folgendermaßen:

> *Ich nenne das den Phönix-Prozess – zu Ehren des mythischen Vogels mit dem goldenen Gefieder, dessen Geschichte seit vielen Jahrhunderten erzählt wird. Die Ägypter nannten den Vogel Phönix. Sie glaubten, dass der Phönix sich auf der Suche nach seinem wahren Selbst alle 500 Jahre erneuerte. Weil er wusste, dass das Neue nur nach dem Tod der ausgedienten Gewohnheiten, Abwehrmechanismen und Glaubenssätze entstehen kann, errichtete er einen Scheiterhaufen aus Zimt und Myrrhe, setzte sich in die Flammen und verbrannte. Danach erhob er sich als neues Wesen aus der Asche – eine seltsame Verschmelzung des Wesens, das er vorher gewesen war, mit dem Wesen, zu dem er geworden war. Ein neugeborener Vogel, der doch immer mehr er selbst wurde; gewandelt und gleichzeitig der ewige Phönix.*

Diese Legende gefällt mir aus zwei Gründen: Erstens, weil der neugeborene Phönix für das ungeübte Auge vermutlich ganz genauso aussieht wie der alte – im Gegensatz zum Schmetterling, welcher der Raupe in keiner Weise gleicht. Junge Mütter können in den Augen ihrer Umgebung nach der Geburt ebenfalls noch ganz genauso aussehen wie vorher, denn die ungeheure innere Verwandlung ist nach außen hin großenteils nicht sichtbar. Zweitens sehe ich, wenn ich mir den neugeborenen Phönix vorstelle, einen Jungvogel, ein Küken, das probeweise mit den Flügeln schlägt. Dieses Bild weckt unmittelbar das Gefühl, dass das junge Wesen Fürsorge braucht, was bei einem frisch geschlüpften Schmetterling eher nicht der Fall ist.

Traditionell dauert die Unterstützung im Wochenbett zwischen einem Monat und sechs Wochen. Man kann sie in vier Hauptbereiche gliedern: Ausruhen, Ernährung, körperliche Regeneration und soziale Unterstützung. Diese Bereiche überschneiden sich natürlich. Was zum Beispiel Ausruhen und soziale Unterstützung angeht, können Verwandte (normalerweise weibliche) nach der Geburt Hilfestellung leisten. Das bedeutet dann, dass jemand da ist, um zu kochen und andere Arbeiten im Haushalt zu erledigen, um das Baby zu nehmen oder die älteren Kinder zu beschäftigen, während die Wöchnerin sich ausruht. Es bedeutet auch, dass die junge Mutter nie allein ist. Mit einem Neugeborenen allein zu sein, seine immensen Bedürfnisse zu erfüllen, sich von Schwangerschaft und Geburt zu erholen und sich gleichzeitig auch noch selbst zu versorgen ist eine kaum zu bewältigende Aufgabe.

Der Aspekt des Ausruhens basiert auf der Einsicht, dass eine Wöchnerin Erholung nötig hat, weil in ihrem Leib ein Baby gewachsen ist und sie es zur Welt gebracht hat. Das braucht Zeit, genauso wie jede andere Erholung nach einer großen körperlichen Leistung. Hinzu kommt, dass der Nachtschlaf der jungen Mutter immer wieder von der Fürsorge für das Neugeborene gestört wird und sie daher tagsüber mehr schlafen muss.

Lebensmittel und Ernährung sind wichtige Themen für die junge Mutter, denn Schwangerschaft und Geburt können ihrem

Körper Nährstoffe entziehen, und während der Geburt verliert sie möglicherweise viel Blut. Traditionelle Lebensmittel für Wöchnerinnen sind kräftigend und ähneln der Kost für Genesende oder erholungsbedürftige Menschen, denn sie sind nährstoffreich, gehaltvoll, warm und reich an Eisen. Außerdem soll diese Nahrung den Beginn des Stillens unterstützen.

Große Bedeutung kommt auch der körperlichen Regeneration zu. Die Veränderungen in der Schwangerschaft und während der Geburt waren immens, und während der Rückbildung wandelt der Körper sich erneut. Auf jedem Kontinent finden sich traditionelle Massagen, die zum Teil osteopathischen Techniken ähneln, und Bauchwickel. Früher gab es derartige Praktiken auch im Westen, aber sie wurden vergessen. Zudem besteht die Auffassung, dass die Mutter nach der Geburt viel »Hitze« verloren hat, daher ist es unbedingt wichtig, sie warm zu halten.

Der Aspekt der sozialen Unterstützung berücksichtigt, dass es nicht normal ist, allein zu sein, und dass Wöchnerinnen einerseits Hilfe im Haushalt brauchen, damit sie sich ausruhen können, und andererseits erfahrene Mütter um sich haben sollten, von denen sie lernen können, ihr Baby zu versorgen und zu pflegen.

Für ihr Buch *Golden Month (Der goldene Monat)* hat die Autorin Jenny Allison eine Mutter aus Mali interviewt:

> *Ich habe zehn Kinder geboren und nie irgendwelche Probleme gehabt. Meine Schwiegermutter hat mich immer sehr gut betreut und mir geholfen, wenn ich ein Kind bekam. Normalerweise hat sie mich in den ersten 40 Tagen oder so lange, wie ich es brauchte, täglich massiert. Sie hat Hühnersuppe, Fischsuppe und Eier für mich zubereitet. Mit dieser Rundum-Versorgung habe ich ohne Schwierigkeiten zehn Kinder zur Welt gebracht. 40 Tage lang habe ich ausschließlich mein Neugeborenes gestillt und neben dem Säugling gelegen. Etwas anderes habe ich nicht ge-*

macht, ich habe überhaupt nicht gearbeitet, nicht einmal im Haushalt.

In der chinesischen Kultur ist die Tradition der Unterstützung im Wochenbett, die als »Monatssitzen« bezeichnet wird, noch weit verbreitet, und sie umfasst alle vier Bereiche. Insbesondere auf die Ernährung legt man großen Wert, und es wird betont, dass die junge Mutter sich warmhalten muss. Sie wird davor gewarnt, zu baden oder kalte Getränke zu sich zu nehmen, und ihre Mahlzeiten enthalten wärmende Zutaten wie Ingwer und Ginseng. Meine Schwiegermutter erzählte mir von Massagen mit warmem Öl und zeigte mir, wie sie sich ein Handtuch um den Unterleib wickelte. Als ich vor einigen Jahren in Hongkong war, stellte ich fest, dass junge Mütter eine spezielle indonesische Bauchmassage, Jamu genannt, in Paketen von zwischen fünf und zwanzig Behandlungen erhalten konnten, und die Therapeutin kam dazu ins Haus. Traditionell zog die Mutter der Wöchnerin oder ihre Schwiegermutter für eine Weile bei ihr ein, um sie zu betreuen. Heutzutage ist es aber ebenfalls üblich, zur Unterstützung eine Frau einzustellen, die ähnlich arbeitet wie eine Doula, oder in eins der Hotels für Wöchnerinnen zu ziehen.

Im Rahmen meiner Tätigkeit als Doula betreute ich einmal Annabel, eine junge Mutter aus China. Annabel hatte sich eigentlich eine chinesische Doula gewünscht, doch da es in Cambridge keine gab, war ich als Ehefrau eines Chinesen die nächstbeste Lösung. Ihr lag sehr daran, sich so gut wie möglich an die Tradition zu halten. Als Vorbereitung auf die Geburt ließ sie sich sogar das Haar kurz schneiden, weil langes Haar und mehrere Wochen ohne Duschen sich nicht gut vertragen. Einige wichtige Gerichte bereitete sie im Voraus selbst zu, darunter auch Schweinefüßchen in schwarzem Essig, eine Mahlzeit, die reich an Nährstoffen und Kollagen ist. Nachdem sie lange in den Wehen gelegen hatte, kam Annabels Kind schließlich per Kaiserschnitt zur Welt. Da es Komplikationen gegeben hatte, musste sie eine Woche lang im Krankenhaus bleiben. Ich besuchte sie dort jeden Tag und trug ihr Baby im Tragetuch auf der Station herum, damit ihr Mann eine Mittagspause und Annabel selbst ein Schläfchen machen konnte. Ich brachte ihr traditionelle chinesische Gerichte mit, die ich zu Hause gekocht hatte, damit sie die Krankenhauskost nicht essen musste. Schließlich betreute ich Annabel über mehrere Monate hinweg, und ich staunte über die großen Lebensmittelpakete, die ihre Familie ihr schickte, um sicherzustellen, dass sie an den alten Bräuchen festhalten konnte.

Im vorliegenden Buch greife ich aus anderen Kulturen nur Beispiele heraus, ohne im Einzelnen auf die Traditionen einzugehen. Es gibt andere Bücher, die sich gründlich mit diesen Traditionen beschäftigen. Unter »Literaturverzeichnis und hilfreiche Links« am Ende meines Buches findest du entsprechende Empfehlungen. Hier beschränke ich mich darauf, die vier Eckpfeiler der postpartalen Erholung genauer zu betrachten. Ein Grund dafür ist, dass ich dir nicht empfehlen möchte, spezifische »Rezepte« aus einer anderen Kultur zu befolgen, wenn sie dir persönlich nicht zusagen. Die Arbeit mit jungen Müttern hat mich gelehrt, dass wir alle verschieden sind und dass Anweisungen und Vorschriften den betroffenen Frauen ihr Selbstvertrauen nehmen können. Daher ist mein Ziel, dir einen Überblick zu geben, dir sozusagen ein Büffet anzubieten, und wenn dir eine bestimmte Methode zusagt, kannst du tiefer eintauchen, indem du weitere Bücher dazu liest.

Auch wenn ich überzeugt bin, dass wir von der Wiederbelebung traditioneller nachgeburtlicher Praktiken sehr profitieren können, möchte ich nicht den Eindruck erwecken, dass ich die Gebräuche der »guten alten Zeit« perfekt fand. Viele Wöchnerinnen machen sich Sorgen, ob sie eine gute Mutter sein können, und haben Mühe, sich an die große Verwandlung ihres Selbstgefühls und ihrer Identität anzupassen. In diesem Zusammenhang kann es ihnen Stress bereiten, wenn sie zu Handlungen gedrängt werden, die ihnen nicht entsprechen. Zum Beispiel beinhalten manche nachgeburtlichen Praktiken, dass die junge Mutter einen Monat lang von der Außenwelt abgeschottet zu Hause bleibt. Für manche Wöchnerinnen mag das herrlich sein, andere aber können große Probleme damit haben, ihnen fällt die Decke auf den Kopf und sie werden unruhig und unzufrieden.

Eines meiner Lieblingsbücher über nachgeburtliche Erholung heißt *Die ersten vierzig Tage. Was junge Mütter nach der Geburt wärmt und stärkt.* Es stammt von der chinesisch-amerikanischen Autorin Heng Ou. Sie stützt sich zwar sehr auf die traditionelle chinesische Auffassung von Wöchnerinnenpflege, bezieht aber auch andere Herangehensweisen und Rezepte mit ein. Ou schreibt Folgendes:

> *»Die Zukunft wird nicht so aussehen, dass Schwiegermütter oder Tanten mit ihren Kochtöpfen wieder bei uns einziehen […] Das Modell der gehorsamen Tochter (oder Schwiegertochter) und der älteren Matriarchinnen, die das Ruder fest in der Hand halten, funktioniert nicht mehr. Das Wissen der Älteren kann uns zwar Orientierung geben, aber wir bestimmen, wo es langgeht. Heutzutage tragen Frauen für unterschiedlichste Dinge Verantwortung, und es passt einfach nicht mehr zu ihrer Lebenswirklichkeit, sich sechs Wochen lang den Gesetzen einer anderen Person zu unterwerfen […] Es ist wichtig, hier auch eine sechste Säule zu nennen: die Intuition. Es geht darum, die Mutter dabei zu unterstützen, Zugang zu ihren eigenen Bedürfnissen zu finden.«* ~ **(Heng Ou, S. 42 f.)**

Lorraine, eine frischgebackene Mutter aus Singapur, erzählte mir von chinesischen Frauen, die Depressionen bekamen, als sie gezwungen wurden, sich an die strengen traditionellen Regeln für das Wochenbett zu halten:

Ich weigerte mich gegen das traditionelle chinesische Wochenbett, weil es sehr restriktiv ist. Manche der speziellen Kinderfrauen übergaben das Baby – vielleicht, um sich nützlich zu machen – erst an die Mutter (mitten in der Nacht), wenn sie geprüft hatten, ob die Windel schmutzig war, ob ihm zu warm oder zu kalt war usw., und nach dieser Prozedur war das Neugeborene fast schon untröstlich. Die Kinderfrau wäscht das Baby auch usw., aber ich finde, dass auch die Körperpflege die Bindung zwischen Mutter und Kind stärkt. Wenn der Monat dann zu Ende geht, geraten die meisten jungen Mütter in Panik, weil sie das Gefühl haben, nicht bereit zu sein, denn im vergangenen Monat haben sie nicht gelernt, ihr Kind zu versorgen.

Bei meiner Arbeit als Doula ist mir stets klar, dass jede Familie andere Bedürfnisse hat. Daher mache ich Angebote und schätze intuitiv ein, ob sie der Mutter zusagen. Wenn ich spüre, dass das nicht der Fall ist, dränge ich nicht und wiederhole das Angebot auch nicht. Leider habe ich beobachtet, dass wohlmeinende Verwandte und Angehörige der medizinischen Berufe junge Mütter mit Ratschlägen überhäufen, die hilfreich gemeint, aber für die jeweilige Frau häufig nicht passend sind.

Einmal habe ich eine Frau namens Lydia unterstützt. Sie kam ursprünglich aus Deutschland, war intelligent und wortgewandt und wusste, was für sie richtig war. Sie war sehr gut darin, auf wissenschaftlichen Untersuchungen basierende Ratschläge für die Babybetreuung zu finden und zu analysieren. Wir führten unterhaltsame Gespräche über die wissenschaftliche Forschung, aber auch über Heilkräuter, die in Deutschland traditionell eingesetzt werden. Lydias Erfahrungen als junge Mutter waren umso herausfordernder, als ihr Partner während der Woche auswärts arbeitete. Sie war eine ruhige Frau, die gern mit sich allein war, und ich machte mir keine Sorgen um ihre psychische Stabilität, denn sie wirkte glücklich und zufrieden und hatte eine kreative Methode entwickelt, die Zeit mit ihrem Töchterchen zu gestalten, die für beide gut funktionierte. Als ihr Baby ein paar Wochen alt war, war ich einmal bei ihr zu Hause. Während meines Besuchs erschien auch eine Dame vom Gesundheitsdienst. Sie erklärte Lydia, sie müsse mehr rausgehen und vielleicht mal im »Einkaufszentrum einen Kaffee trinken«. Ich weiß noch, wie mich das irritierte, denn ich hatte nicht das Gefühl, dass Lydia an so etwas Freude haben würde. Als die Dame wieder gegangen war, fragte ich die junge Mutter: »Hättest du Lust dazu, im Einkaufszentrum Kaffee zu trinken?« Lydia verneinte. Dieses Erlebnis ging mir nicht mehr aus dem Kopf, denn es ist ein gutes Beispiel dafür, wie schwierig es ist, eine Frau sinnvoll zu unterstützen, wenn man sie nicht kennt. Dann kann man mit wohlmeinenden Ratschlägen völlig danebenliegen.

> *Ich fand die ständigen Fragen, ob ich in irgendwelche Babygruppen gehe, frustrierend und nicht hilfreich. Erstens versuchte ich herauszubekommen, wie man das Leben mit einem kleinen Baby gestaltet, ich lernte, das Kind zu ernähren usw. Aus dem Haus zu gehen war schon schwierig genug, und erst recht für eine festgelegte Zeitspanne. Zweitens hatte ich keine große Lust, herumzusitzen und mit Frauen über Belangloses zu plaudern. Ich verstand nichts vom Farbton der Babykacke und hielt auch nichts davon, mir vorzumachen, dass mein Neugeborenes bewusst den Kinderliedchen lauschte, die aufgelegt wurden, denn ich hatte drei Tage nicht geduscht und nicht geschlafen und wollte einfach nur auf dem Sofa sitzen.* ~ **India Reynolds**

In diesem Buch bemühe ich mich daher, aus den traditionellen Weisheiten über die Betreuung junger Mütter die Essenz herauszufiltern und dabei sicherzustellen, dass die angewendeten Praktiken für alle, die sie ausprobieren möchten, nährend und in jeder Hinsicht stärkend sind. Suche dir heraus, was für dich gut ist, und stelle dir daraus deine ganz individuelle »Patchworkdecke« zusammen, die dir den Übergang in die Mutterschaft erleichtern wird.

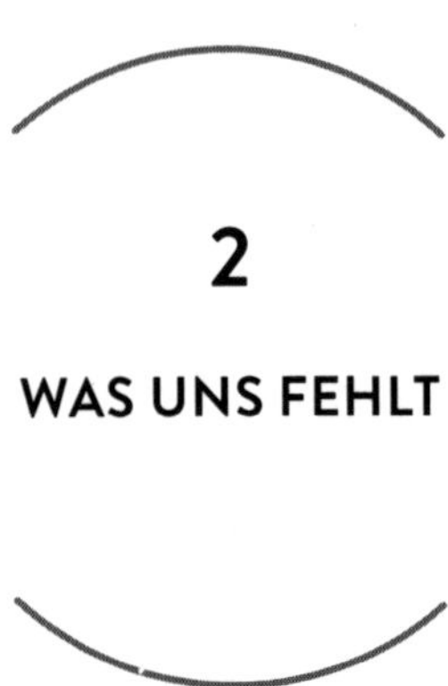

2

WAS UNS FEHLT

In dem Moment, in dem ein Kind zur Welt kommt, wird auch die Mutter geboren. Vorher gab es sie noch nicht. Es gab die Frau, aber nicht die Mutter. Eine Mutter ist etwas absolut Neues. ~ **Osho** (indischer Philosoph, 1931–1990)

Die Fürsorge für die Mutter nach der Geburt ist ein Thema von universeller gesellschaftlicher Bedeutung. In den ersten sechs Wochen nach der Geburt ist eine gute Betreuung für die Gesundheit und das Wohlbefinden der Wöchnerin unerlässlich, und sie kann langfristigen Nutzen haben, nicht nur für ihre eigene Gesundheit und die Beziehung zum Neugeborenen, sondern auch, weiter gefasst, für ihre Familie und ihr soziales Umfeld. ~ **Jenny Allison** (Autorin von *Golden Month*)

Früher einmal gab es in Großbritannien ähnliche Methoden der nachgeburtlichen Versorgung, wie ich sie im vorangegangenen Kapitel dargestellt habe. Ein Zeitraum von mindestens einem Monat nach der Niederkunft war dafür vorgesehen, dass die Familie und das soziale Umfeld der Wöchnerin beistanden, sodass sie einzig und allein die Aufgabe hatte, sich auszuruhen. Sie konnte sicher sein, dass hilfreiche Hände ihr Baby hielten, dass sie nahrhafte, stärkende Mahlzeiten bekam, dass sie in Ruhe ihr Neugeborenes kennenlernen und mit der Unterstützung erfahrener Mütter Vertrauen in ihre neue Rolle als Mutter aufbauen konnte. Noch vor hundert Jahren gab es die Tradition des »Liegenbleibens«, das zwischen zwei Wochen und zwei Monaten dauerte, und im Deutschen wird die Postpartalphase als »Wochenbett« oder »Kindbett« bezeichnet.

In Schottland zum Beispiel existierte dieser Brauch in der zweiten Hälfte des 18. und der ersten Hälfte des 19. Jahrhunderts:

Es war üblich, dass die Mutter nach der Geburt einen Monat lang liegenblieb. Wegen der gängigen Auffassung, dass sie durch die Geburt »unrein« geworden war, durfte sie während dieser Zeit weder im Ehebett schlafen noch ihren normalen Pflichten im Haushalt nachkommen. Der Haushalt wurde daher dem Ehemann, den Freundinnen oder vielleicht auch einer bezahlten Fürsorgerin überlassen. Wie Wilson ausführt, musste die junge Mutter in England für eine Zeit zwischen drei und vierzehn Tagen in der warmen, abgedunkelten Wochenstube das Bett hüten. In dieser Zeit durfte sie ausschließlich von Frauen Besuch erhalten. […] Der Monat in Zurückgezogenheit endete mit dem ersten Kirchgang und der Einsegnung, und erst nach dieser Zeremonie war die Wöchnerin wieder vollständig in die Gesellschaft integriert. ~ **(Cameron, 2003)**

Interessanterweise erachtete man es auch im Westen als wichtig, dass die Wöchnerin warmgehalten wurde. Die Hebamme Siobhan Taylor erzählte mir:

> *Noch vor 25 Jahren hielt man es in Kalifornien für wichtig, die junge Mutter nach der Geburt warmzuhalten. Auf der Geburtsstation, auf der ich gearbeitet habe, gab es einen zwei Meter hohen Ofen, in den man Flanelltücher legte. Nach der Geburt wurden die Mütter darin eingewickelt. Das linderte das Frösteln und Zittern, das so viele Frauen nach der Geburt überkommt, und es half dem Körper, die Plazenta auszustoßen.*

In Europa und Nordamerika war es bis ins 19. Jahrhundert hinein Brauch, dass Frauen aus der Gemeinde und Nachbarinnen sich während der Schwangerschaft und des Wochenbetts gegenseitig unterstützten. Ausgelöst durch die Urbanisierung und die Verstärkung der Klassenunterschiede begann eine Entwicklung hin zu bezahlter Unterstützung, und die Hilfe aus dem sozialen Umfeld ließ nach. Im 20. Jahrhundert ging die soziale Unterstützung dann großenteils verloren. Bis zur Unabhängigkeit Amerikas dauerte das Wochenbett sechs bis acht Wochen. In dieser Zeit ruhte die junge Mutter sich aus und Frauen aus ihrem Umfeld kümmerten sich um den Haushalt und die älteren Kinder (PLACKSIN, 1998).

In Großbritannien findet man noch Überreste einer Wochenbettphase von 40 Tagen. 1902 legte ein Gesetz über die Arbeit der Hebammen fest, dass das Wochenbett nach der Geburt zehn Tage dauern sollte, und während dieser Zeit sollte die Mutter sich ausruhen und von einer Hebamme betreut werden. Anscheinend wurde diese Zeit von den Frauen sehr geschätzt (MARKS, 1996). Doch die Entwicklungen der Betreuung von Wöchnerinnen und der Praktiken in den Kliniken haben zu anderen Regelungen geführt, zum Beispiel dazu, dass die junge

Mutter heute 24 Stunden nach der Geburt oder noch früher aus der Klinik nach Hause entlassen wird. In Großbritannien übernehmen viele Frauen eine Woche nach der Geburt wieder ihre Haushaltspflichten, und nur wenige genießen dabei die Unterstützung von weiblichen Verwandten, die in der Nähe wohnen. Im Vergleich zur traditionellen Betreuung der Wöchnerinnen in China werden sie allgemein weniger von Müttern oder Schwiegermüttern umsorgt (HUANG AND MATHERS, 2010).

Früher gab es in Großbritannien Pflegerinnen, die nach der Geburt für einen Monat eingestellt wurden, um die junge Mutter zu betreuen. Die Ahnenforscherin und Historikerin Elizabeth Walne führt aus:

> *Das Konzept der Monatspflegerin faszinierte mich, denn innerhalb von nur drei Generationen kam dieser Begriff fast ganz außer Gebrauch. Die Frauen, mit denen ich gesprochen habe, hatten keine Ahnung, welche Aufgaben diese Pflegerinnen übernahmen. Das überrascht vielleicht, denn noch vor einem Jahrhundert gab es allein in London über 5.000 Monatspflegerinnen. […] Ich habe mir die Zahlen im Jahr 1901 angesehen. Damals war die erstaunliche Anzahl von 22.300 Frauen verzeichnet, die als Monatspflegerinnen im Einsatz waren […]. Bereits ein Jahr später sorgten Veränderungen des Hebammenstatus dafür, dass die Betreuung von Wöchnerinnen und Neugeborenen sich zu wandeln begann, und schließlich verschwand der Beruf von der Bildfläche und unsere modernen Betreuungsmethoden setzten sich durch.* ~ **(Walne, 2011)**

Die Hebamme Becky Reed interviewte ihre Mutter, die 1951 in der Nähe von Cambridge geboren hatte. Die Mutter erzählte »ganz anders als heute war, dass man ungefähr zwei Wochen das Bett hüten sollte – und dabei wirklich im Bett blieb, es wurde nicht erwartet, dass man viel tat.« Weiter berichtete die alte Dame, dass eine Frau ins Haus kam, die zwar von der Gemeindeverwaltung geschickt wurde, die sie aber selbst bezahlen mussten. Man bezeichnete sie als Haushaltshilfe, und sie versorgte während dieser beiden Wochen die Wöchnerin und den Haushalt.

Als Becky Reed 1976 selbst gebar, war es die Regel, dass die Wöchnerin nach der Geburt zehn Tage im Krankenhaus blieb. Anschließend kam ihre Mutter und versorgte sie zu Hause. Becky erwähnte auch, dass junge Mütter in den 1980er Jahren in Großbritannien in der ersten Woche zweimal täglich Besuch von einer Hebamme bekamen und bis zum zehnten Tag dann nur noch einmal täglich.

Die Hebamme Siobhan Taylor berichtete etwas Ähnliches: Als ihre Großmutter in den 1940er Jahren niederkam, hütete sie zwei Wochen lang das Bett und wurde während dieser Zeit von einer für sie eingestellten Säuglingsschwester betreut.

Der Klinikaufenthalt nach der Geburt wurde immer weiter verkürzt, allerdings ohne, ihn durch eine entsprechende Betreuung zu Hause zu ersetzen. Untersuchungen zeigen, dass Frauen die nachgeburtliche Fürsorge im Vergleich zur Betreuung unter der Geburt kritisch sehen. Welche Auswirkungen es hat, dass die Zeit, die Mütter nach der Geburt im Krankenhaus verbringen, reduziert wurde, scheint bisher nicht angemessen untersucht worden zu sein (BYROM ET AL., 2010).

Heutzutage wird jungen Müttern in unserer Gesellschaft nicht nur keine praktische Unterstützung angeboten, sondern sie werden auch enorm unter Druck gesetzt »weiterzumachen«. Das kann Schuldgefühle, Scham und Minderwertigkeitsgefühle hervorrufen. Und schlimmer noch, die betroffenen jungen Mütter sprechen selten darüber, weil ihnen das als Zeichen der Schwäche ausgelegt werden würde.

Falls du diese Zeilen als junge Mutter liest und deine Situation anstrengend findest, solltest du dir Folgendes klarmachen: Das ist nicht deine Schuld, du machst nichts falsch. Unsere Gesellschaft tut nichts dafür, junge Familien angemessen zu unterstützen. Damit will ich nicht das Gesundheitssystem in Großbritannien kritisieren, denn ich weiß, dass Hebammen und andere Mitarbeiterinnen des Gesundheitswesens alles tun, um in diesem unterfinanzierten und unterbesetzten System Wöchnerinnen bestmöglich zu entlasten. Aber unsere Gesellschaft insgesamt muss aufwachen und begreifen, wie nötig es ist, dass junge Mütter umfassend unterstützt werden.

In unserer Kultur wird in der nachgeburtlichen Betreuung ein falscher Schwerpunkt gesetzt. Während der Schwangerschaft mag sich alles auf den wachsenden Bauch der Mutter konzentrieren, aber wenn das Baby einmal da ist, verlagert sich nahezu die gesamte Aufmerksamkeit auf das Neugeborene. Dabei wird völlig übersehen, dass auch die Mutter »neu geboren« und schutzbedürftig ist und dass sie die gleiche Fürsorge und Zuwendung braucht wie ihr Säugling.

Als ich Kinderpflegerinnen unterrichtete und auf ihren Arbeitsstellen besuchte, fragte ich einmal eine junge Mutter, was ihr an meinen Besuchen den größten Nutzen gebracht hätte. Ihre Antwort ging mir sehr zu Herzen. »Ich wusste zwar, dass Sie kamen, weil sie sehen wollten, wie die Kinderpflegerin klarkommt (die Familie hatte Zwillinge und ein einjähriges Kind und daher ein Anrecht auf einige Stunden kostenlose Hilfe von einer Kinderpflegerin), aber ich habe immer so getan, als wären Sie eine Freundin, die mich besucht. Eines Tages haben Sie mir eine Zeitschrift gekauft, und da habe ich geweint, weil das so freundlich von Ihnen war. Sie sind jeden Monat gekommen, und einfach Besuch zu haben war das Highlight des Monats. An einem Tag haben Sie mich gefragt, wie es mir geht, und ich habe geweint, und an dem Tag wurde mir klar, dass ich Hilfe brauche; niemand sonst hat mich angesehen und mich gefragt, wie es mir geht.« Mütter von Mehrlingen sind von Einsamkeit, Erwartungsdruck und Erschöpfung häufig überfordert. Alle schauen sich die Babys an, aber nur wenige sehen die Mamas. ~ **Bronwyn Wills-Tiddy**

Das wird offensichtlich, wenn man sich die Geschenke ansieht, welche die jungen Familien erhalten: Geburtskarten, Stofftiere, Babykleidung, Blumensträuße. Nichts davon stärkt die Mutter, und das gilt auch für die Babypartys während der Schwangerschaft. Nach der Geburt möchten alle gern das kleine Baby knuddeln, aber nur wenige fragen die Mutter, wie es ihr geht und was sie braucht. Nur selten erkundigt der Besuch sich, ob die Wöchnerin vielleicht ein Nickerchen machen oder duschen möchte, nur selten denkt jemand daran, Essen mitzubringen oder bietet an, eine Maschine Wäsche zu waschen, abzuspülen oder den Müll rauszubringen. Stattdessen erwarten viele, dass sie unterhalten werden und Erfrischungen angeboten bekommen.

Ich erinnere mich noch lebhaft daran, wie nach der Geburt meines ersten Sohnes meine Schwester kam und mich kein einziges Mal fragte, wie es mir ging. Sie nahm ihn hoch, machte Millionen Fotos für Instagram und kaufte ihm ein Spielzeug. Ein ganzes Jahr lang hörte ich nicht ein einziges Mal die Worte »Wie geht es Dir?« Schon drei Tage nach der Geburt habe ich sogar Tee für sie gekocht. ~ **Azeete Nielsen**

Als mein Sohn einen Monat alt war, fragten viele Verwandte mich, wann ich wieder zur Arbeit gehen würde, und ich weiß auch noch, dass sie ständig Bemerkungen über mein Gewicht machten, so als wäre mir das alles nicht ohnehin schon bewusst und als würde ich mir nicht Sorgen machen bei dem Gedanken, ihn anderen zu überlassen. Es war nicht nötig, mich auch noch daran zu erinnern! Nie-

mand fragte mich, wie es mir ging, sie wollten immer bloß wissen, wie viel das Baby gerade wog. ~ Hayley Shing

Es wirkt fast wie eine Verschwörung, denn wir sind alle blind dafür, und solange wir nicht einmal wissen, was da nicht stimmt, kann sich nichts verändern. Bis dahin werden die jungen Mütter leiden.

Mein Sohn wurde um 7.09 Uhr geboren. Um 14.30 Uhr war ich wieder zu Hause, und um 17.30 habe ich für die Familie das Abendessen gekocht. Ich bin gar nicht auf die Idee gekommen, dass das verkehrt sein könnte. ~ Michelle Bennett

Eine Woche nach meinem Notkaiserschnitt sagte meine Schwiegermutter, ich solle »draußen an der frischen Luft spazieren gehen«, denn das würde mir und dem Baby guttun. Zu dem Zeitpunkt fiel es mir noch schwer, mich von meinem Bett aufs Sofa zu schleppen. Meine Schwiegermutter gab mir das Gefühl, dass ich jetzt schon versagte, weil ich nicht in der Lage war, rauszugehen und meinem Baby auf diese Weise vielleicht die »frische Luft« vorenthielt. ~ Gemma Bridges

Als ich nach der Geburt meiner Tochter wieder zu Hause war (das muss etwa eine Woche nach der Geburt gewesen sein) erschien die Hebamme zu einem Besuch. Ich war oben, und als ich an die Treppe trat, hörte ich, wie sie zu meinem Mann sagte: »Warum ist ihre Frau wieder im Bett? Jedes Mal, wenn ich komme, ist sie oben, aber sie muss aufstehen und wieder auf die Beine kommen!« Ich hatte einen Kaiserschnitt gehabt und war bereits auf den Beinen gewesen, aber ich erinnere mich, dass ich mich getadelt fühlte und außerdem im Konflikt war, denn ich dachte, es wäre in Ordnung und vernünftig, es langsam angehen zu lassen und mich auszuruhen, wenn ich das brauchte. ~ **Yvonne Hopkinson**

Unsere Gesellschaft sieht nicht, dass mit jedem Neugeborenen auch eine Mutter neu geboren wird und dass sie genauso zart und verletzlich ist wie ihr Kind. Bei meiner Arbeit als Doula stelle ich fest, dass die meisten Wöchnerinnen nicht merken, dass die Unterstützung, die sie erhalten, mangelhaft ist. Sie sind dankbar für Babygeschenke oder für Blumensträuße, und es kommt ihnen nicht in den Sinn, um etwas zu bitten, das nützlicher wäre, denn sie kennen ihre eigenen Bedürfnisse nicht. Ich habe sechs Jahre lang Geburtsvorbereitungskurse gegeben, und erst kürzlich ist mir aufgefallen, dass diese Kurse sich zum großen Teil mit der praktischen Babypflege beschäftigen, dass die Fürsorge für die junge Mutter aber schlicht nicht vorkommt. Ich habe zwar Kurse über die Auswirkungen eines Babys auf die Beziehung der Eltern gehalten, und ich habe über Schlafmangel und Möglichkeiten, damit umzugehen, sowie über die zu erwartenden körperlichen Veränderungen nach der Geburt gesprochen. Aber ich hatte absolut nichts anzubieten, das junge Mütter dazu angeregt hätte, das Wochenbett als wichtige Übergangsphase zu betrachten, und zwar physisch, psychisch und geistig, und sich zu überlegen, was sie während dieser Zeit brauchen könnten. Dass unsere Kultur für diese Fragen überhaupt kein Bewusstsein hat, ist erschütternd.

Lange bevor ich Mutter oder Doula wurde, kam meine Freundin Anne einmal mit ihrem damals wenige Monate alten Sohn aus Norwegen zu Besuch. Ich hatte zwar überhaupt keine Erfahrung in der Betreuung von Babys und noch nie eine Windel gewechselt, aber ich schlug ihr vor, ihn am Morgen zu versorgen, damit sie ausschlafen konnte. Anne brach in Tränen aus und sagte, ich sei die Erste, die ihr das anbot. Nicht einmal ihre eigene Mutter hätte das getan.

Hinzu kommt, dass unsere Kultur junge Mütter glorifiziert, die schnellstmöglich wieder »mitten im Leben« stehen und wieder in die Kleidung von vor der Schwangerschaft hineinpassen. Auch das kann zu Minderwertigkeits- und Schamgefühlen führen.

Claire hatte bereits ein dreizehn Monate altes Töchterchen, als sie feststellte, dass sie mit Zwillingen schwanger war. Während ihrer Schwangerschaft traten Komplikationen auf, sodass sie ab der 24. Woche zweimal wöchentlich zum Ultraschall und zu weiteren Untersuchungen in die Klinik musste. Ihre Zwillingstöchter kamen in der 32. Woche durch einen Notkaiserschnitt zur Welt und verbrachten anschließend fünf Wochen auf der Neugeborenen-Intensivstation. Als ich Claire kennenlernte, waren die Babys gerade nach Hause gekommen. Sie wurden sowohl gestillt als auch durch Magensonden ernährt. Das Stillen und Abpumpen dauerte jeweils über zwei Stunden, sodass der jungen Mutter zwischen den Mahlzeiten der Säuglinge immer nur eine halbe Stunde Zeit blieb. Ich unterstützte Claire in dieser Zeit als Doula. Einmal half ich ihr, die Zwillinge zum ersten Mal gemeinsam in ein dehnbares Tragetuch zu packen. Anschließend fragte ich sie, ob ich ein Foto machen dürfe, um es, selbstverständlich mit ihrer Erlaubnis, in den sozialen Medien zu posten. Ich wollte anderen Zwillingsmüttern zeigen, dass es möglich ist, zwei Babys zusammen in einem Tuch zu tragen. Nach dem ersten Foto sagte Claire: »Ich sehe so dick aus«, und bat mich um ein zweites Foto. Das machte mich sehr traurig. Sie hatte zwei ganz neue Menschlein in sich genährt und schaffte es, sie unter sehr anstrengenden Umständen weiterhin zu ernähren, aber anstatt diese erstaunliche Leistung zu feiern, machte sie sich Gedanken wegen ihrer Figur. Das ist keine Kritik an Claire! Ich weiß noch, dass auch ich mir nach der Geburt Sorgen machte, ich könnte zu dick sein. Aber kannst du dir vorstellen, wie anders junge Mütter sich fühlen würden, wenn ihre ganze Umgebung sie immer wieder daran erinnerte, dass sie sich schonen und behutsam mit ihrem genesenden Körper umgehen sollten? Und wenn sie mit Anerkennung überhäuft würden, weil sie ihre Sache so gut machen?

Mein erstes Kind war ein Baby mit intensiven Bedürfnissen. Wenn man ihn nicht auf dem Arm hielt und schaukelte weinte er. Ich erinnere mich, dass ich vollkommen erschöpft war, mich einsam fühlte und mit meinem schlechten Gewissen kämpfte, weil ich glaubte, die Mutterschaft müsse »erfüllend« sein. Wenn ich durch die Parks spazierte und den Kinderwagen schob, den er hasste und in dem er schrie, sobald ich stehen blieb, sah ich junge Mütter zusammensitzen und verspürte eine tiefe Sehnsucht nach der Gesellschaft von Erwachsenen und nach Freundschaften.

> *Manche sagen, man solle »jede Minute genießen«. Aber du wirst nicht jede Minute genießen, denn wir sind Menschen, bei denen es immer Höhen und Tiefen gibt. ABER die Phase nach der Geburt ist eine ganz besondere Zeit, sie ist wichtig für die Bindung zwischen Mutter und Kind, für die Erholung, für die Betreuung von Mutter und Baby usw. Der schreckliche Satz vom »Genießen« sorgt nur dafür, dass Wöchnerinnen mit Erwartungen überhäuft werden, und das noch dazu in einer Zeit, in der sie sehr verletzlich sind. Möglicherweise fühlen sie sich schuldig oder sind traurig, wenn sie nicht jede Minute genießen. Dabei ist das total okay und normal!* ~ **Sarah Stanhope**

Abgesehen davon, dass Wöchnerinnen nicht angemessen unterstützt werden, überschwemmt man sie auch noch mit wohlmeinenden »Ratschlägen«, die meistens ihr Gefühl, keine guten Mütter zu sein, nur noch verstärken.

Dieses Buch soll dich ermutigen und dazu aufrufen, das Wochenbett wörtlich zu nehmen – also liegen zu bleiben und Unterstützung bei deiner Erholung zu verlangen. Traditionell dauert das Wochenbett in Deutschland sechs Wochen, daher lautet eine alte deutsche Bezeichnung für die Frau im Kindbett »Sechswöchnerin«.

Denke daran: Du als Mutter bist für deine Familie unverzichtbar, daher ist es keineswegs egoistisch, wenn du dafür sorgst, dass du in dieser Zeit gut betreut wirst. Vom Wohlbefinden der Mutter profitieren alle: der Säugling, die älteren Kinder, der Partner und natürlich auch sie selbst.

Von Hebammen höre ich, dass man jungen Müttern früher allgemein riet, eine Woche das Bett zu hüten und dann eine Woche in der Nähe des Bettes zu bleiben. Ich weiß zwar, dass das für viele Frauen nicht stimmig ist, weil sie schlicht nicht genügend Hilfe haben oder weil ihnen die Decke auf den Kopf fallen würde, aber diese Weisheit im ersten Monat nach der Geburt im Hinterkopf zu behalten und regelmäßig Nickerchen zu machen, hat große Vorteile. Manche Wöchnerinnen halten vormittags mit ihrem Baby zusammen ein Schläfchen und nachmittags dann noch einmal.

Denke daran, dass auch dein Baby von deinen Schläfchen profitiert, denn dadurch habt ihr mehr Zeit, euch kennenzulernen, den Hautkontakt zu pflegen und das Stillen zu üben, falls du deinem Kind die Brust gibst, und es ist eine gute Möglichkeit, auf die Bremse zu treten.

In diesem Buch konzentriere ich mich vor allem auf die jungen Mütter, weil sie sich von dem Kraftakt erholen, einen kleinen Menschen in sich genährt und geboren zu haben. Aber auch die Partner kommen, wenn es um Unterstützung geht, in unserer Gesellschaft zu kurz. Sie können zwar auch Elternzeit beantragen, die wenigsten aber nehmen mehr als zwei Monate und viele nehmen noch nicht mal die in Anspruch. Oft ist die Wöchnerin, insbesondere beim ersten Kind, den ganzen Tag mit dem Baby allein, wenn sie keine Verwandten in der Nähe hat. Ihr soziales Netz hilft ihr auch nicht, weil Freundinnen und Freunde tagsüber arbeiten. Daher lastet auf dem Partner, der normalerweise den ganzen Tag außer Haus ist, ein ungeheurer Druck, der jungen Mutter die Unterstützung zu geben, die sie braucht.

Nur wenige Menschen fragen die Wöchnerin, wie sie zurechtkommt, doch noch weniger fragen den Vater des Babys. Auch er steht unter dem gesellschaftlichen Druck, »stark zu sein« und keine »negativen« Gefühle zu zeigen. Aber der Anteil der Väter, die nach der Geburt unter Depressionen leiden, wird auf zwischen 4 und 25 Prozent geschätzt (KIM UND SWAIN, 2007).

In Deutschland sind die Regelungen zu Elterngeld und Elternzeit sehr viel komfortabler. Zum Zeitpunkt der Drucklegung des Buches gilt: jedes Elternteil hat einen Anspruch auf bis zu drei Jahre Elternzeit bis zur Vollendung des achten Lebensjahres des Kindes. Den Eltern stehen gemeinsam insgesamt 14 Monate Elterngeld zu, ein Elternteil kann dabei mindestens zwei und höchstens zwölf Monate für sich in Anspruch nehmen. Die Höhe des Elterngeldes hängt davon ab, wie viel Einkommen der betreuende Elternteil vor der Geburt des Kindes hatte, es beträgt zwischen 65 und 100 Prozent des Nettoeinkommens (mindestens 300 €, maximal 1.800 €).

In den ersten Jahren meiner Tätigkeit als Kursleiterin für Geburtsvorbereitung umfassten meine Kurse acht Abende zu jeweils zwei Stunden, und ich hielt immer einen Abend »nur für Frauen« und einen »nur für Männer« ab. Der jeweils andere Elternteil durfte in dieser Zeit in den Pub gehen. Naiverweise nahm ich an, dass die Frauen von dieser Regelung mehr profitieren würden als die Männer, und daher war ich sehr überrascht, als sich das Gegenteil herausstellte. Während des Vaterabends sprachen die Männer offen über ihre Ängste und über alles, was sie sich vor ihren Partnerinnen nicht zu sagen trauten. Ich stellte fest, dass dieser Abend auf die werdenden Väter eine unglaublich positive und verändernde Wirkung hatte.

Einmal erfuhr ich von einem Gespräch zwischen einer

Doula und einem jungen Vater. Als die Doula den Mann fragte, wie es ihm gehe, brach er in Tränen aus. »Danach hat mich nicht mal meine eigene Mutter gefragt«, sagte er.

> *Mir ist aufgefallen, dass nach meinen beiden Geburten niemand fragte, wie es eigentlich meinem Partner ging. Nach der ersten Geburt machte Neil abgesehen vom Stillen einfach alles. Er erledigte die Hausarbeit und wechselte immer die Windeln. Er kümmerte sich um unseren kleinen Henry, weil ich noch keine Bindung zu dem Säugling hatte. In den ersten Monaten war Neil gleichzeitig Mutter und Vater für ihn, er betreute mich und er kochte und putzte. Er war fix und fertig. Aber niemand fragte ihn, wie es ihm ging.* ~ Hannah Burns

Den Partner zu unterstützen, damit er wiederum in der Lage ist, der Wöchnerin zur Seite zu stehen, kann sich positiv auf die ganze Familie auswirken.

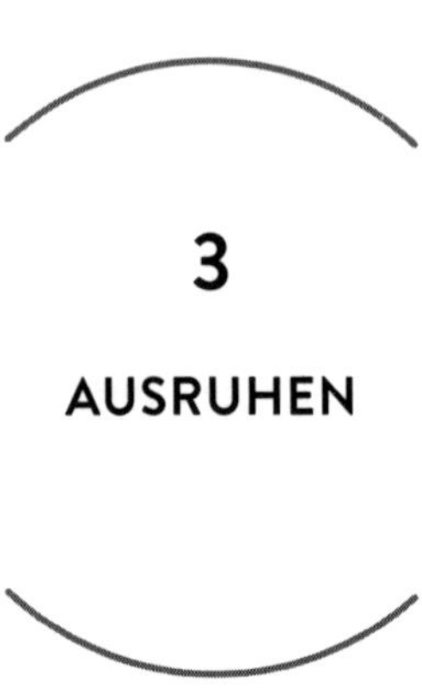

3

AUSRUHEN

Haben Sie jemals vorher einen Job gehabt, bei dem Sie rund um die Uhr einsatzbereit sein mussten? Bei dem Ihr Schlaf alle zwei Stunden unterbrochen wurde? Ohne Pause? Und ohne freie Tage? Und haben Sie diesen Job unmittelbar nach einem körperlich schmerzhaften, Kraft raubenden Vorgang angetreten? Bei dem Sie möglicherweise viel Blut verloren und/oder verschreibungspflichtige Medikamente gespritzt bekamen? UND brachte dieser neue Job eine bedeutende, nicht rückgängig zu machende Veränderung Ihrer Rolle im Leben mit sich, die ernsthafte psychische Konsequenzen hat? ~ **Kate Evans**

Wenn ihre Kraftquellen erschöpft sind, können Mütter nichts geben. Jede Mutter braucht emotionale, mentale, physische und spirituelle Bestätigung, Stärkung und Unterstützung. Wenn eine Mutter respektiert und gut umsorgt wird, profitiert nicht nur sie selbst, sondern auch ihre gesamte Familie. ~ **www.theearlydays.net**

Von den vier Eckpfeilern der nachgeburtlichen Erholung ist das Ausruhen vermutlich am wichtigsten. Ganz gleich, was die Forschung dazu sagt, es sollte allgemein anerkannt sein, dass eine Frau, die ein Baby getragen und geboren hat, die Möglichkeit haben muss, sich davon auszuruhen und zu erholen.

Wenn man an all die klassischen Leiden in der Schwangerschaft denkt und daran, wie müde Schwangere während des dritten Trimesters sind (das erste Trimester umfasst den ersten bis dritten Monat, das zweite den vierten bis sechsten, und das dritte den siebten bis neunten Monat), wenn man ferner berücksichtigt, dass manche Frauen mehrere Tage in den Wehen liegen, ohne Schlaf, und sich zum Schluss möglicherweise einer großen Bauchoperation unterziehen müssen, erscheint es wirklich hirnrissig, dass Ruhe und Erholung für die Wöchnerin nicht selbstverständlich gewährleistet werden und Priorität haben – umso mehr, als die Mutter nach der Geburt für das Überleben eines empfindlichen und bedürftigen Säuglings verantwortlich ist.

Wenn einer Patientin aus anderen Gründen eine Unterleibsoperation bevorstünde und man ihr sagen würde: »Ach, und übrigens werden Sie nach der OP rund um die Uhr einen winzigen, schlaflosen Säugling betreuen, und sie werden mindestens alle zwei bis drei Stunden wach werden müssen, um ihn zu versorgen«, würde diese Patientin mit Sicherheit antworten: »Sind Sie verrückt? Das ist unmöglich, ich muss mich von einer größeren Bauchoperation erholen!« Und auch nach einer unkomplizierten Vaginalgeburt muss sich eine junge Mutter unbedingt ausruhen. Aus diesem Grund wurden und werden Wöchnerinnen traditionell von Verwandten unterstützt.

Wir alle wissen, wie anstrengend das Leben frischgebackener Eltern ist, und es gibt viele Memes und Witze über den Schlafmangel, unter dem sie leiden. Doch anscheinend fehlt es an der Erkenntnis, dass man sich mit Erschöpfung nicht einfach abfinden muss. Extreme Müdigkeit lässt sich verhindern oder zumindest minimieren, wenn man die richtige Unterstützung bekommt.

Einem Überblick über die Fachliteratur zufolge sind nahezu »64 % der jungen Mütter in der postpartalen Phase von Erschöpfung betroffen, die somit das häufigste Problem von Frauen bei der Anpassung an die Mutterschaft ist« (BADR ET AL., 2017). Und in einer Studie wird ausgeführt: »Zwischen 46 % und 87 % der jungen Mütter berichten von Problemen mit Müdigkeit oder Erschöpfung« (KURTH ET AL., 2010).

Interessanterweise wird die Bedeutung des Ausruhens in der postpartalen Phase kaum berücksichtigt. In den Richtlinien des britischen *National Institute for Health and Care Excellence* für die postpartale Betreuung (NICE GUIDELINE CG37, 2006), wird es fast nicht erwähnt. Der Begriff Fatigue taucht zwar auf, damit ist aber das pathologische Müdigkeitssyndrom gemeint.

> ***Fatigue 1.2.43*** *Frauen die von anhaltender Fatigue berichten, sollten nach ihrem allgemeinen Wohlbefinden gefragt werden und Ratschläge zu Ernährung, Bewegung und der Planung ihrer Aktivitäten erhalten, darunter auch der mit dem Baby verbrachten Zeit.* ***1.2.44*** *Falls anhaltende nachgeburtliche Erschöpfung die Fürsorge der Frau für sich selbst oder das Baby einschränkt, sollte geprüft werden, ob physische, psychische oder soziale Gründe zugrunde liegen.* ***1.2.45*** *Falls bei einer Frau nach der Geburt Blutungen aufgetreten sind oder falls sie unter anhaltender Fatigue leidet, sollte ihr Hämoglobinspiegel überprüft werden und, falls er niedrig ist, nach ortsüblicher Art und Weise behandelt werden. [2006]*

Ich glaube, dass viele junge Mütter aus den Worten »anhaltende Erschöpfung« Ironie herauslesen würden! Das Wort Ausruhen wird in dem gesamten Dokument nur ein einziges Mal erwähnt, als es um die Bedeutung geht, die es auf der Geburtsstation für die Einführung des Stillens hat:

Wo im Krankenhaus postpartale Betreuung angeboten wird, sollte darauf geachtet werden, dass eine Umgebung geschaffen wird, die dem Stillen förderlich ist. Das umfasst Regelungen für 24-Stunden-Rooming-in und die Fortführung des Hautkontaktes, wann immer möglich, sowie Privatsphäre, ausreichende Ruhepausen für die Frau, ohne dass sie vom Krankenhausalltag gestört wird …

Das überrascht vielleicht nicht, denn es spiegelt den Mangel an Ganzheitlichkeit in der Schulmedizin wider. Wenn du zum Arzt gehst, weil du dich nicht wohlfühlst, wie oft wirst du dann danach gefragt, wie viel Schlaf du bekommst?

Die Suche in der Fachliteratur zum Thema nachgeburtliches Ausruhen war unergiebig. Es gibt nur eine Handvoll Publikationen über postpartale Fatigue, was die Tendenz der Forschung widerspiegelt, die Behandlung von Symptomen zu bewerten und nicht Interventionen, die allgemein die Gesundheit verbessern. In einer Arbeit wird bemerkt: »Postpartale Erschöpfung ist bei Wöchnerinnen ein sehr häufiges Leiden. In einer neueren Studie klagen 88,5 % der Frauen, die vaginal geboren haben, darüber« (HSIEH ET AL., 2018).

In Deutschland sollen junge Mütter sechs Wochen nach der Geburt eine eingehende Untersuchung erhalten, bei der über ihr körperliches und geistiges Wohlbefinden gesprochen wird. Diese Untersuchung hat mit den Untersuchungen des Babys nichts zu tun. Es ist wichtig, die Gesundheit und das Wohlbefinden junger Mütter zu berücksichtigen, und ich möchte dich ermutigen, offen mit deiner Ärztin zu sprechen, falls es dir nicht gut geht, und weitere Termine wahrzunehmen, wenn das nötig ist.

Ich möchte dir das Konzept vorstellen, dass du dich bereits vor der Geburt auf eine anschließende Ruhephase vorbereitest. Dafür gibt es drei Gründe. Erstens: So wie es leichter ist, die Umstände der Geburt zu planen, bevor die Wehen einsetzen, ist es auch einfacher, die nachgeburtliche Erholung zu planen, solange du noch nicht unter Schlafmangel leidest und noch nicht bemüht bist, die anstrengenden Bedürfnisse eines Neugeborenen zu erfüllen. Zudem besteht der Sinn einer Planung nicht so sehr darin, einen festen Plan aufzustellen, sondern vielmehr in dem Prozess, verschiedene Möglichkeiten zu erkunden und zu durchdenken (weitere Einzelheiten dazu siehe Kapitel 8).

Zweitens: Wie die Geburt verlief, kann deine anschließende Erholung beeinflussen. Die meisten von uns wissen zwar, dass die Erholung nach einem Kaiserschnitt normalerweise länger dauert als nach einer Vaginalgeburt, doch es kann komplizierter sein. Zum Beispiel ist es möglich, das eine Mutter sich von einem ruhigen, geplanten Kaiserschnitt körperlich besser erholt als eine andere von einer fünf Tage dauernden Geburtseinleitung, der eine Geburt mit Saugglocke oder Geburtszange folgt.

Drittens: Auch die Ruhepausen, die du vor der Geburt bekommst, können sich günstig auf deine nachgeburtliche Erholung auswirken. Als ich mit meinem ersten Kind schwanger war, das Anfang Februar geboren werden sollte, hörte ich vor den Weihnachtsfeiertagen auf zu arbeiten. Ursprünglich hatte ich geplant, länger zu arbeiten, und ich bin der Mitarbeiterin in der Personalabteilung dankbar, der auffiel, wie müde ich war, und die mich ermutigte, früher aufzuhören. Mein Sohn kam dann erst zwei Wochen nach dem errechneten Termin zur Welt, sodass ich mich vor seiner Geburt beinahe zwei Monate lang ausruhen konnte. Das war eine wunderbare, entspannende Zeit. Als ich mit meiner Tochter schwanger war, machte ich es wieder genauso, weil es mir beim ersten Mal so gutgetan hatte. Damit bin ich nicht allein; anderen Müttern geht es genauso:

Beim ersten Mal habe ich in der 28. Woche aufgehört zu arbeiten. Ich wusste, dass ich ohnehin nicht auf diese Stelle zurückkehren würde, und hatte kein Interesse an einem Job um der Arbeit willen, denn er war zu dieser Jahreszeit sehr anstrengend. Bei den nächsten beiden Schwangerschaften habe ich wieder etwa nach der 28. Woche aufgehört. Ich stellte einfach fest, dass mein Körper immer langsamer wurde und alles ungeheure Mühe kostete. Es fühlte sich falsch an, mich anzutreiben, da mein Körper mich eindeutig bat, auf ihn zu hören. Ich weiß nicht, wie andere Frauen das schaffen – bis zur Geburt zu arbeiten … mir erschien es unmöglich. ~ Wendy Evans

Ich habe einen Monat vor meinem errechneten Geburtstermin mit dem Arbeiten aufgehört. Wir sind gut ohne mein Gehalt zurechtgekommen, weil wir das vorher so geplant hatten. Es war genial, weil ich die ganze Zeit lang sooo müde war. ~ Megan Ej

Ich habe fünf Wochen vor meinem Geburtstermin Urlaub genommen. Zwei Wochen davon waren Urlaub, den ich vorher hatte nehmen müssen. Ich hatte zu niedrigen Blutdruck und zu viel Fruchtwasser (Polyhydramnie), daher war die Extrazeit mehr als willkommen. Ich bereue kein einziges Nickerchen. In der 38. Woche wurde die Geburt schließlich eingeleitet, daher bin ich erst recht froh, dass ich mir Zeit genommen habe, um mich auszuruhen und den Gefrierschrank mit vorgekochten Mahlzeiten zu füllen. Im Rückblick war es außerdem herrlich, Zeit ganz für mich zu haben, bevor das Leben sich veränderte und ich meine neue Rolle mit Rund-um-die-Uhr-Bereitschaftsdienst annahm. Ich liebe meinen Jungen mit jeder Faser meines Wesens, aber kleine Zeitfenster ganz allein für mich empfinde ich ebenfalls als Segen. ~ Emma Aldous

In Frankreich und in Deutschland sieht das Mutterschutzgesetz vor, dass Schwangere sechs Wochen vor dem Geburtstermin aufhören zu arbeiten. Als ich mit meiner Tätigkeit als Doula begann, war ich schockiert, dass Frauen in Großbritannien bis zum Geburtstermin arbeiten müssen. Bei einer meiner Klientinnen setzten die Wehen auf der Arbeitsstelle ein.

Ich glaube, hier gibt es zwei Probleme. Zum einen werden Erstgebärende in Großbritannien häufig gebeten, ihren Urlaub während ihres zweiten Trimesters zu nehmen, und zu dieser Zeit haben sie noch keine Ahnung, wie müde sie im dritten Trimester sein werden. Zum anderen ist der Mutterschutz in Großbritannien nicht lang genug oder aber die Frauen möchten ihn ganz und gar für die Zeit nach der Geburt aufsparen. Das ist verständlich, zeigt aber auch die verzerrte Betrachtungsweise unserer Gesellschaft, die sich nur auf das Wohlergehen des Kindes konzentriert und nahelegt, dass es egoistisch ist, wenn die junge Mutter sich Zeit für sich selbst nimmt.

Mein Instinkt sagte mir, dass es wichtig war, vor der Geburt gar nichts zu tun. In einem Artikel mit dem Titel »*The Last Days of Pregnancy, a Place of in Between*« (»Die letzten Tage der Schwangerschaft, ein Ort dazwischen«) schreibt die Hebamme Jana Studelska über die Bedeutung dieser Phase:

> *Ich glaube, hier geht es um mehr als um die biologische Entwicklung. Diese Phase hat eine spirituelle Dimension. Um zu gebären – ob nun zu Hause in einer Geburtswanne mit Kerzen und Familie oder in einem Operationssaal mit Geräten und einem auf Neugeborene spezialisierten Team – muss eine Frau an den Ort zwischen dieser Welt und der nächsten gehen, bis an die dünne Membran zwischen hier und dort. Bis dahin, wo das Leben herkommt, zu jenem Mysterium, und hinübergreifen, um das Kind, ihr Kind, hervorzubringen. Die Heldensagen von Odysseus begleiten uns im Alltag. Aber die Frau mit dem runden Bauch zieht nicht in die Schlacht, sondern sie geht an den Rand ihres Seins, wo sie alle Kraftquellen, die ihr zur*

Verfügung stehen, anrufen wird, ihr auf ihrer Reise behilflich zu sein.

Um uns auf diese Reise vorzubereiten, brauchen wir Zeit und Raum. Und irgendwo tief in uns, auf einer urtümlichen Ebene, wissen unsere Zellen und Hormone, unser Verstand und unsere Seele darum und beginnen ohne unsere bewusste Aufmerksamkeit mit der Arbeit.

Ich habe in der wissenschaftlichen Literatur über das Thema des vorgeburtlichen Ausruhens recherchiert. Wie die Autoren einer Untersuchung bemerken, gibt es nur sehr wenig Forschungsergebnisse über die Wirkung eines pränatalen Urlaubs auf den Ausgang der Geburt. Und die Autoren einer weiteren Studie schreiben: »Man nimmt an, dass das Konzept des Mutterschutzes unverzichtbar ist, um die Gesundheit schwangerer Arbeiterinnen und ihrer ungeborenen Kinder sicherzustellen. Allerdings ist nur wenig über die optimale Dauer des vorgeburtlichen Mutterschutzes bekannt, und die existierenden Regeln beruhen nicht auf Forschungsergebnissen« (HAMMER ET AL., 2018). Anscheinend wurde die Wirkung des vorgeburtlichen Mutterschutzes auf die Gesundheit der Mutter nach der Geburt (zum Beispiel das postpartale Müdigkeitssyndrom) bisher überhaupt nicht untersucht.

Die Handvoll Studien, die es gibt, scheinen eine Verbindung zwischen der Länge des vorgeburtlichen Mutterschutzes und dem Geburtsvorgang zu ziehen. In einer Studie (GUENDELMAN ET AL., 2009) untersuchten die Autoren Frauen, die entweder früh in Mutterschutz gingen oder aber bis zur Geburt arbeiteten. Sie stellten fest, dass bei Frauen, die vor der Geburt Urlaub nahmen, die Wahrscheinlichkeit für einen Kaiserschnitt nahezu vier Mal geringer war als bei jenen Schwangeren, die bis zur Geburt arbeiteten. Ähnlich stellten die Autoren einer kanadischen Studie fest, dass es eine Korrelation zwischen der Anzahl der Frauen gab, die bis zur Geburt arbeiteten, und der Anzahl der Komplikationen während der Geburt. Sie fanden heraus, dass Frauen, deren Geburt reibungslos verlief, im Durchschnitt vor der Geburt eine Woche mehr Mutterschutz genommen hatten als jene Frauen, bei denen die Geburt kompliziert war (XU ET AL., 2002). Das gibt jedoch nicht das Gesamtbild wieder. Einige Untersuchungen fanden in den USA statt, wo die Gesetze in der Mehrzahl der Staaten keinen bezahlten Mutterschutz vorsehen und wo Frauen oft gar keine Wahl haben. Eine Untersuchung sah tatsächlich einen Zusammenhang zwischen Mutterschutz vor der Geburt und erhöhten Geburtskomplikationen, weil die betroffenen Frauen Risikoschwangerschaften hatten (GOODMAN ET AL., 2017). Insgesamt zeigt der Mangel an Forschungsergebnissen, dass unsere Gesellschaft wenig Verständnis für die Bedeutung der pränatalen Phase hat.

Ich mache Frauen, die nicht früh genug Urlaub nehmen, um sich Zeit für eine Ruhepause vor der Geburt zu lassen, keinen Vorwurf. Ich weiß, dass viele Frauen bis zur Geburt arbeiten, weil sie, häufig aus ökonomischen Gründen, keine andere Wahl haben. Meiner Ansicht nach liegt das Versäumnis hier bei einer Gesellschaft, die es nicht versteht, die Bedürfnisse gebärender Frauen zu erkennen und zu berücksichtigen, nicht aber bei den Frauen selbst. Außerdem weiß ich, dass alle Frauen unterschiedlich sind und unterschiedliche Bedürfnisse haben und dass eine lange Arbeitspause vor der Geburt für manche Schwangere tatsächlich schädlich sein könnte.

Ich habe 10 Wochen vor der Geburt meiner ersten Tochter aufgehört zu arbeiten. Wenn ich es recht überlege, bereue ich das sehr. Ich hatte nicht viele Freundinnen in der Nähe, und meine Verwandten lebten 300 Meilen entfernt; außerdem bemühte ich mich damals, einen kürzlichen Todesfall in der Familie zu bewältigen, und in jenen 10 Wochen konnten sich Ängste und Sorgen breitmachen, ich hatte zu viel Zeit, um einfach herumzusitzen und zu grübeln … und nachzudenken … und noch mal nachzudenken. ~ **Danielle Cooke**

Zuerst hatte ich noch Jahresurlaub, den ich verbrauchen konnte, daher nahm ich mir etwa ab der 30. Woche jeden Mittwoch frei, und das klappte gut. Ab der 36. Woche ging ich in Mutterschutz – ich half, unsere alte Küche abzubauen, bevor die neue Küche eingebaut wurde. Meine Lehrerin in Geburtshypnose sagte, zum Streichen der neuen Küche sei Zeit, wenn das Baby da wäre. Ich glaube, sie versuchte einfach, mich zu bremsen (die Küche musste dann noch ein paar Jahre auf ihren neuen Anstrich warten). Geburt dann nach 40 + 6 Wochen. Was ich heute anders machen würde? Inzwischen weiß ich viel mehr, aber damals hatte ich keine Ahnung, außerdem lenkte ich mich ab, indem ich mich ständig beschäftigte, praktische Aufgaben erledigte. Ich hatte Ängste, aber keine Methoden, um sie zu anzunehmen und damit umzugehen.
~ **Corinne Rooney**

Mit dieser Diskussion möchte ich Frauen und Geburtsbegleiterinnen ermutigen, darüber nachzudenken, dass manche Frauen wirklich davon profitieren können, wenn sie vor dem Geburtstermin eine Ruhephase einplanen.

Die Richtlinien des britischen *National Institute for Health and Care Excellence* für die nachgeburtliche Betreuung sehen Folgendes vor: »*Frauen sollten relevante und rechtzeitige Informationen angeboten bekommen, die sie befähigen, ihre eigene Gesundheit und ihr Wohlbefinden sowie Gesundheit und Wohlbefinden ihres Babys zu fördern und Probleme zu erkennen und darauf zu reagieren*« und »*Bei jedem nachgeburtlichen Kontakt sollte nach dem emotionalen Wohlbefinden der Frauen, der familiären und sozialen Unterstützung sowie den Strategien gefragt werden, die sie normalerweise zur Alltagsbewältigung einsetzen«.* Allerdings sehe ich in der Praxis nicht, dass diese Richtlinien umgesetzt werden. Das System in Großbritannien ist einfach überlastet, und Hebammen, Mütterpflegerinnen und ambulante Betreuerinnen haben nicht genügend Zeit, um solche Gespräche zu ermöglichen. Das ist keine Kritik an den Mitarbeiterinnen der Heilberufe, denn ich weiß, dass sie unermüdlich arbeiten und ihr Bestes tun. Ich würde es gern sehen, dass diese Mitarbeiterinnen, die mit jungen Müttern zu tun haben, während der Schwangerschaft die Bedeutung einer Ruhepause vor der Geburt ansprechen, denn dann ist vielleicht etwas mehr Zeit, um sich mit dem Gedanken vertraut zu machen.

Meine Erfahrungen als Geburtsvorbereiterin und Doula zeigen, dass es in unserer Gesellschaft mehrere Probleme gibt, wenn es um die Ruhepause nach der Geburt geht. Erstens haben wir unrealistische Erwartungen an die Zeit des Wochenbetts: Die Medien zeigen Neugeborene gern in makelloses Weiß gekleidet und friedlich schlafend. Das trägt dazu bei, dass an die tatsächlichen Gegebenheiten der Elternschaft falsche Erwartungen geknüpft werden. Als ich noch Geburtsvorbereitungskurse unterrichtete, habe ich den werdenden Eltern immer gesagt, in den ersten sechs Wochen könne man von einem guten Tag sprechen, wenn man es geschafft habe, sich zu waschen, sich anzuziehen, zu essen und das Baby zu versorgen!

Ein weiteres Problem ist, dass unsere Kultur Unabhängigkeit und Individualität über gegenseitige Abhängigkeit und kollektives Denken stellt (SMALL, 1998). In diesem Zusammenhang wird die Fähigkeit, allein und ohne Hilfe für sich zu sorgen, als Zeichen von Stärke betrachtet. Das ist einer der Gründe, warum die baldige »Rückkehr zur Normalität« als wünschenswert gilt. Diese Überzeugung sitzt so tief und ist gleichzeitig so unbewusst, dass sie bei jungen Müttern zu Schuldgefühlen führen kann, wenn sie sich helfen lassen oder Hilfe benötigen. Im ihrem Buch *The Golden Month* führt Jenny Allison aus:

Auf Unabhängigkeit zu verzichten kann eine Herausforderung sein, insbesondere, wenn wir mit der ständigen Botschaft aufgewachsen sind, wie wertvoll sie ist. Auch wenn jemand von außerhalb unserer westlichen Gesellschaft vielleicht nicht begreift, warum eine junge Mutter in dieser Zeit auf ihrer Unabhängigkeit besteht (warum sollte man in einem Leben voll harter Arbeit nicht um Hilfe bitten, wenn das möglich ist?), hängt es auch davon ab, ob die Umgebung ihr erlaubt, dass sie sich das Recht auf Hilfe zugesteht. Für Mütter im Westen ist das nicht so einfach.

Weiterhin verleitet der Fokus auf persönlicher »Unabhängigkeit«, der jungen Müttern das Ausruhen erschwert, auch dazu, dass sie unrealistische Erwartungen an die Unabhängigkeit ihres Säuglings stellen. Dies führt zu der Vorstellung, dass wir ein Neugeborenes verwöhnen, wenn wir seine Bedürfnisse stillen, und dass wir uns damit ins eigene Fleisch schneiden. Das ist eine irrige Annahme. Sie wurde in über 60 Jahren der Forschung (seit John Bowlby u. a. die Bindungstheorie entwickelten) widerlegt und das Gegenteil bewiesen: Babys, deren Bedürfnisse nach Nähe und Trost gestillt werden, wachsen zu glücklicheren und selbstbewussteren Erwachsenen heran als jene, deren Bedürfnisse ignoriert werden (GERHARDT, 2006).

Menschen sind Traglinge, daher protestieren Säuglinge, wenn sie von der Betreuungsperson getrennt werden. Selbst im Tiefschlaf spüren unsere Babys, wenn man sie ablegt, und sie wachen auf und weinen. Diese Tatsache und die unrealistische, kulturell bedingte Erwartung, dass Babys über lange Phasen hinweg allein schlafen sollen, schaffen unnötigen Stress und tragen zur Erschöpfung der jungen Eltern bei. Wenn du mehr zu diesem Thema lesen möchtest, empfehle ich dir die Bücher *Schlafen und Wachen* von William Sears und *Schlaf gut, Baby!* von Herbert Renz-Polster und Nora Imlau.

Möglichkeiten, das Bedürfnis deines Babys nach Nähe und

Kontakt und dein Bedürfnis nach Bewegungsfreiheit zu stillen, sind ein Tragetuch oder eine Babytrage. Ich hatte selbst ein Baby, das durchgehend Körperkontakt brauchte und sich einfach nicht ablegen lassen wollte. Das führte dazu, dass ich Trageberaterin und -ausbilderin wurde. Die Forschung liefert überwältigende Beweise dafür, dass die Verwendung von Tragetüchern sowohl für Eltern als auch für Babys sinnvoll ist. Abgesehen davon, dass die Eltern ihre Hände wieder nutzen können, ist das Baby aller Wahrscheinlichkeit nach ruhiger: Babys, die getragen werden, weinen im Durchschnitt 40 % weniger (HUNZIKER AND BARR, 1986) und das Tragen beruhigt sie (ESPOSITO ET AL., 2013). Viele Eltern stellen fest, dass sie leichter Selbstvertrauen und das Gefühl von Wohlbefinden und Kompetenz entwickeln, wenn sie die Bedürfnisse ihres Babys erfüllen können, und dass sie Energie sparen, weil sie nicht mit einem Baby »kämpfen« müssen, das jedes Mal protestiert, wenn sie versuchen, es hinzulegen. Man kann das Kind sogar tagsüber in einem Tragetuch schlafen lassen.

Es gibt viele Arten von Babytragen. Ein Tragetuch auszusuchen ähnelt ein wenig dem Kauf einer Jeans. Was für deine Freundin richtig ist, passt dir vielleicht gar nicht. Ergonomie ist hier der Schlüssel: Während du eine Tragehilfe stundenlang bequem nutzen kannst, bekommst du von einer anderen vielleicht schon nach fünf Minuten Rückenschmerzen! Inzwischen gibt es viele Trageberaterinnen, Bücher zum Babytragen und offene Tragetreffs, und es lohnt sich wirklich, in professionelle Unterstützung zu investieren, die dir helfen wird, dich für die richtige Tragehilfe zu entscheiden. Eine Beraterin in deiner Nähe findest du über www.tragenetzwerk.de. Und wenn du mehr zu dem Thema lesen möchtest, empfehle ich dir das Buch: *Why Babywearing Matters (Warum es wichtig ist, Babys zu tragen)* von Rosie Knowles.

Als Doula und als Kursleiterin für Geburtsvorbereitung fand ich es schwierig, den werdenden Eltern zu schildern, was auf sie zukommt, ohne dabei Panik zu machen und gleichzeitig realistisch zu bleiben. Das ist ein Balanceakt, weil alle völlig unterschiedliche Erfahrungen machen. Während meiner Tätigkeit für den *National Childbirth Trust* traf ich mich nach der Geburt der Kinder noch einmal mit den jungen Eltern, und bei diesem Wiedersehen fragten sie häufig: »Warum hast du uns nicht gesagt, dass es so schwer werden würde?« Und in der gleichen Gruppe gab es Paare, die das Elternsein leichter fanden, als sie erwartet hatten.

Eine gute Möglichkeit, sich die neue Situation anzuschauen und dabei flexibel zu bleiben, besteht darin, die eigenen Werte zu überdenken und zu überlegen, was wirklich wichtig ist für das Gefühl, dass du dein Leben im Griff hast. Dazu kannst du dein Baby als neuen Gast in deinem Haushalt betrachten. Wenn jemand zum ersten Mal bei dir wohnt, kennst du ihre oder seine Vorlieben noch nicht, daher bemühst du dich, dich zum Beispiel nach Ernährungsbedürfnissen zu erkundigen. Auch dein Neugeborenes hat spezifische Bedürfnisse, aber weil du es vor seiner Ankunft nicht danach fragen kannst, ist es nützlich, wenn du versuchst, für alles offen zu sein.

Einmal habe ich eine junge Mutter betreut, die mich entnervt fragte, ob ich einen Zauberstab hätte, mit dem ich den Zeitpunkt für das Abendessen festlegen könnte. Jeden Abend um sieben versuchten sie und ihr Partner nämlich, ihr neugeborenes Töchterchen oben im Babybett schlafen zu legen, damit sie sich zu zweit entspannen und ihr Essen genießen konnten. Doch das Baby schlief nicht ein, und sie verbrachten den ganzen Abend damit, die Treppe hoch und wieder hinunter zu laufen, und konnten weder in Ruhe kochen noch gemeinsam essen. Ich erklärte, ich hätte zwar keinen Zauberstab, aber manche Eltern hätten ihr Baby beim Essen in einem Tragekorb oder im Tragetuch bei sich, manche Mütter stillten am Esstisch, und manche Eltern wechselten sich mit Essen und Babyhalten ab. Andere Paare änderten ihre Essenszeiten und nahmen ihre warme Abendmahlzeit viel früher zu sich. Es gibt keine Patentlösungen, aber vielleicht kannst du das »Problem« kreativ angehen (nicht so einfach, wenn man übermüdet ist, ich weiß) und verschiedene Vorgehensweisen ausprobieren, bis du eine gute Möglichkeit für euch findest.

Ich setze »Problem« hier in Anführungszeichen, denn was für die einen schwierig ist, ist für andere nicht der Rede wert. Eine junge Mutter, die ich als Doula unterstützte, bat mich um einen Besuch, um über die Schlafgewohnheiten ihres Säuglings zu sprechen. Sie sagte, ihr Baby würde beim Stillen einschlafen, und dann würde sie meistens den ganzen Abend lang alle 45 Minuten oder so nach oben gehen, um es wieder zu beruhigen. Ich fragte, ob sie das mühsam fände, und sie verneinte. Das überraschte mich, daher erkundigte ich mich, wo das Problem sei. Sie antwortete, alle anderen sagten, was sie da mache, sei falsch. Behutsam erklärte ich ihr, dass ihr Verhalten nur dann problematisch wäre, wenn sie selbst es als belastend empfände.

Weil das Muttersein in unserer Kultur nicht wertgeschätzt wird, kann auch das schlechte Gewissen ein Faktor sein, der eine junge Mutter davon abhält, sich auszuruhen (und zudem an ihrer mentalen Energie zehrt). Viele Mütter fühlen sich schuldig, wenn sie sich um ein Neugeborenes kümmern, weil sie den ganzen Tag »nichts tun«. Als Gesellschaft übersehen wir, dass Mütter Beachtliches leisten. Naomi Stadlen formuliert das sehr schön in ihrem wunderbaren Buch *Was Mütter tun – besonders, wenn es wie nichts aussieht*:

> *Die meisten Leute würden sagen, dass das Auswaschen der Babykleidung Arbeit war, wohingegen die Mutter während des langen Zeitraums, den sie mit ihrem Baby auf dem Arm verbracht hat, nicht arbeiten konnte. Mütter sprechen häufig von einem unangenehmen Gefühl des »Versagens«, wenn sie an solche Momente denken, obwohl sie bei näherer Betrachtung genau dann ihre Babys bemuttert haben.*

Das gilt auch im Umkehrschluss. Wenn eine Mutter gehetzt Haushaltstätigkeiten erledigt, die zwar konkret und sichtbar, für die Arbeit als Mutter jedoch eher zweitrangig sind, sind sowohl sie selbst als auch andere Leute dennoch der Ansicht, dass sie »zu ihrer Arbeit kommt«. (S. 112)

Eine weitere treffende Schilderung findet sich in einem Artikel (RUST, 2021):

Wenn du mit einem Baby zu Hause bist, schaffst du nichts. Und alle, die etwas anderes behaupten, sind nicht sehr entgegenkommend (oder haben vielleicht einfach nur ein grottenschlechtes Gedächtnis). Also, was machst du denn den ganzen Tag? Eigentlich nicht viel, was messbar wäre.

Du reagierst einfach angemessen und geduldig (trotz deiner Müdigkeit) auf Lächeln, auf Tränen, auf Anzeichen für Hunger oder Schläfrigkeit und lehrst dein Baby, sich in dieser komplizierten und (für ein Baby) hoch emotionalen und rauen Welt zurechtzufinden.

Es ist sehr wichtig, jungen Müttern zu helfen, den unglaublichen Wert ihres Tuns zu erkennen.

Mir ist auch bewusst, dass eine junge Mutter sich nur entspannen kann, wenn sie weiß, dass einige Dinge erledigt werden. Wenn ich als Doula ein Vorgespräch mit werdenden Eltern habe und sie mich fragen, was ich nach der Geburt ihres Kindes für sie tun werde, sage ich oft: »Normalerweise ist im Haushalt etwas zu tun. Ob es nun die Wäsche ist oder das schmutzige Geschirr, es gibt immer etwas, das euch sehr stört, wenn sich niemand darum kümmert. Das werde ich auf jeden Fall für euch erledigen. Wenn ihr keine Doula engagiert, könnt ihr das auch selbst tun, denn es gibt gute Gründe dafür, die eigenen Ansprüche in den ersten Wochen nach der Geburt herunterzuschrauben. Überlegt euch, was euch wirklich stört, wenn es nicht erledigt wird, und nehmt euch dann nur diese eine Sache vor. Dann fällt es euch vielleicht leichter, alles, was euch weniger stört, zu ignorieren.«

Einige Vorschläge, die du umsetzen könntest, um dich nach der Geburt genügend auszuruhen

Die Vorschläge, die ich unten aufliste, sind keinesfalls vollzählig, und es sind auch keine Regeln, die du befolgen müsstest. Es sind einfach Ideen und Beispiele, die dir helfen können, selbst zu überlegen, was in deiner Situation richtig sein könnte.

- Organisiere frühzeitig so viel Unterstützung wie möglich.
- Versuche, dir den frühen Nachmittag für ein Nickerchen freizuhalten – dann sind die meisten von uns am schläfrigsten.
- Schreibe einen Zettel für die Tür, damit du nicht von unerwünschtem Besuch beim Mittagsschlaf gestört wirst. Etwas wie: »Junge Mutter und Baby schlafen gerade, bitte nicht klopfen oder klingeln. Mitbringsel bitte vor die Tür (in die Garage) stellen/bitte kommt später wieder«.
- Überlege dir, wie du Hausarbeiten wie Kochen, Einkaufen, Putzen und Wäschewaschen so organisieren kannst, dass dir Zeit zum Ausruhen bleibt. Alle diese Dinge hängen zusammen.
- Mache einen Plan für deine Erholung nach der Geburt. Er hilft dir, deine Möglichkeiten zu erkunden und Freundinnen und Verwandten deine Wünsche mitzuteilen. Es ist einfacher, das bereits vor der Geburt zu tun.
- Stelle eine Liste aller Menschen auf, die nach der Geburt kommen und dir zu Ruhepausen verhelfen können. Erkläre ihnen vorher, was du brauchst, und bitte sie um ganz bestimmte Hilfeleistungen. Viele Menschen helfen liebend gern, wissen aber oft nicht, wie. Suche dir deine Helferinnen klug aus: Ideal ist, wenn sie sowohl hilfreich sind als

auch eine gute Atmosphäre für dich schaffen. Eine Person, die dich rumkommandiert und verunsichert, ist dir beim Ausruhen keine Hilfe, und schon gar nicht, wenn sie auch noch erwartet, dass du sie bedienst. Genauso wichtig wie die praktische Hilfe ist für eine junge Mutter das Gefühl, unterstützt zu werden und gleichzeitig selbst die Zügel in der Hand zu behalten.
- Stelle für die Zeit nach der Geburt eine Doula ein, sofern du dir das leisten kannst. Oder bitte Verwandte und Freunde, dir Gutscheine für eine Doula zu schenken. Das kann die Situation grundlegend verändern (mehr dazu in Kapitel 7).

Die Belastung durch die Haushaltsführung zu senken, ist ein wichtiger Faktor, wenn du dich nach der Geburt ausruhen möchtest. Dazu ist die Unterstützung von Seiten des Partners wesentlich, und Forschungsergebnisse zeigen, dass es bei Streits nach der Geburt eines Babys in erster Linie darum geht, »wer was tut«. Vielleicht möchtest du Folgendes mit deinem Partner oder deiner Partnerin ausprobieren. Du kannst das auch tun, wenn du dein Kind allein betreust:

- Wenn du einen Partner hast, setzt ihr euch gemeinsam hin.
- Jeder für sich schreibt eine Liste aller Hausarbeiten und wer sie normalerweise erledigt (Ihr könnt Euch als Anhaltspunkt auch eine Liste mit Arbeiten im Haushalt und in der Kinderbetreuung aus dem Netz herunterladen: www.equalcareday.de/mental-load/). Es ist wichtig, dass ihr das getrennt macht, denn vielleicht zeigt sich, dass ihr unterschiedliche Wahrnehmungen davon habt, wer was tut.
- Die Liste sollte möglichst vollständig sein, schreibt also alles auf, auch Tätigkeiten, die von der Jahreszeit abhängig sind, wie Rasenmähen.
- Vergleicht eure Listen.

Da die junge Mutter, insbesondere wenn sie stillt, bei der Versorgung des Babys die Hauptlast tragen wird, überlege dir, welche Arbeiten vernachlässigt oder anderweitig vergeben werden können und welche dein Partner übernehmen kann. Ihr könnt auch eine ähnliche Liste aufstellen, um die vielen neuen Aufgaben zu verteilen, die ein Neugeborenes mit sich bringt, etwa Windeln wechseln und zusätzliche Wäsche, die . Besprecht, ob ihr unterschiedliche Erwartungen an die Arbeitsteilung habt. Wenn du mehr lesen möchtest, ist das Buch *Das Wochenbett: Alles über diesen wunderschönen Ausnahmezustand. Für Mütter und Väter* (STERN, 2016) nützlich. Möchtest du tiefer in das Thema einsteigen, wie ein Neugeborenes die Beziehung mit deinem Partner oder deiner Partnerin beeinflussen kann, und wunderbar kreative Lösungen entdecken, dann empfehle ich das Buch *Vater werden. Dein Weg zum Kind* (SCHMIDT, 2021). Weitere Titel zum Thema findest Du am Ende des Buches (GRÜLING, 2021; CAMMARATA, 2020; WEBER, 2021).

Wenn es ums Ausruhen geht, hast du vielleicht schon den Ausdruck »schlafen, wenn das Baby schläft« gehört. Auch wenn manchmal wenig hilfreich damit umgegangen wird, enthält er doch eine weise Erkenntnis. Allerdings habe ich beobachtet, dass junge Mütter oft ein schlechtes Gewissen haben, weil so viel Arbeit liegenbleibt. Daher flitzen sie los, sobald das Baby schläft, und versuchen, alles zu erledigen. Meiner Ansicht nach ist dieses Verhalten ganz normal, wenn man mit den Veränderungen konfrontiert ist, die sich durch ein Neugeborenes ergeben: Man versucht erst einmal, alles so zu machen wie vor der Geburt. Doch das funktioniert nicht und führt häufig zu noch größerer Müdigkeit und noch mehr Stress.

Je öfter du dich schonen und mit deinem Baby hinlegen kannst, desto besser, selbst wenn du nicht schläfst. Es kann auch dazu beitragen, dass dein Besuch seine Einstellung ändert und dich versorgt statt umgekehrt. Denke daran, dass es günstig ist, wenn du im Liegen mit deinem Baby Hautkontakt hast. Für dein Kind hat es große Vorteile, und auch du selbst profitierst davon. Babys, die Hautkontakt haben, weinen weniger, und dieser Kontakt kann auch deine Entspannung fördern, denn du kannst das Hinlegen damit rechtfertigen, dass es deinem Baby guttut. Der Ausstoß von Wohlfühlhormonen im Gehirn stärkt die Bindung und unterstützt die Milchbildung (HANSFORD, O. D.) Die Autoren einer Untersuchung zum Hautkontakt stellen fest:

> *Hautkontakt stimuliert die Freisetzung von Oxytocin, das der Kampf-oder-Flucht-Reaktion entgegenwirkt, Angst abbaut und Ruhe und die soziale Ansprechbarkeit erhöht. Das kann zu einem physiologischen Zustand beitragen, der dem effektiven Beeltern förderlicher ist* ~ **(Cleveland et al., 2017).**

Und was ist, wenn es dir schwerfällt, tagsüber zu schlafen? Dein Baby ist endlich eingeschlummert, daher denkst du: »Gut, jetzt *muss* ich also auch schlafen.« Du liegst unruhig im Bett, ungefähr so, als wärst du früh schlafen gegangen, weil du weißt, dass du am nächsten Morgen um vier Uhr aufstehen musst. Häufig bleibst du dann hellwach und bist frustriert, oder aber du schläfst endlich ein – zehn Minuten, bevor dein Baby wach wird! Der Trick ist hier, dir das *Ausruhen* zum Ziel zu setzen, nicht den Schlaf. Jedes Hinlegen ist gut, auch wenn du dabei ein Buch liest. Manche Frauen finden es hilfreich, eine geführte Meditation oder Entspannungsmusik zu hören. Vielleicht fällt dir das Einschlafen leichter, wenn du beim Hinlegen einfach nur die Absicht hast, dich zu entspannen.

Ich habe einmal an einem Baby-Yoga-Kurs teilgenommen. Wir saßen im Kreis und erzählten eine nach der anderen, wie unsere Woche gewesen war. Alle Mütter beklagten, dass ihre Babys so schlecht schliefen. Als ich an der Reihe war, fragte ich: »Und was will uns das sagen? An unseren Babys ist nichts verkehrt, sie sind eben so.« Es ist klug, nicht gegen die neue Normalität »anzukämpfen« und mit dem Versuch, Dinge zu ändern, die nicht zu ändern sind, Energie zu verschwenden. Wenn du akzeptieren kannst, dass sich vieles bessert, wenn dein Baby älter wird, auch dann, wenn du gar nichts unternimmst, und wenn du bis dahin Strategien einsetzt, um selbst möglichst gut klarzukommen, hilft dir das, die Situation zu bewältigen. Für manche Mütter heißt das, dass sie mehrmals in der Woche ganz früh ins Bett gehen (nämlich mit dem Baby), für andere bedeutet es, dass ihr Partner früh aufsteht und das Baby nimmt, damit sie noch ein Stündchen schlafen können.

Überlege, ob du mit dem Baby in einem gemeinsamen Bett schlafen möchtest. Ich weiß, dass dieses sogenannte Co-Sleeping häufig eine schlechte Presse hat. Mitteilungen der britischen Gesundheitsbehörde machten in der Vergangenheit sowohl Angehörige der Heilberufe als auch Eltern glauben, es sei schädlich für das Baby. Forschungsergebnisse jedoch sagen etwas anderes: Wenn bestimmte Sicherheitsvorschriften beachtet werden, ist das Co-Sleeping so ungefährlich, als würde das Baby in einem getrennten Bett schlafen. Im Buch *Schlafen und Wachen* der *La Leche Liga* (SEARS, 2010), das sich gründlich mit dem Thema beschäftigt, gibt es eine Checkliste, die man als Richtlinie nutzen kann. Wenn

1. ihr Nichtraucher seid
2. ihr nüchtern seid und im Vollbesitz eurer geistigen Kräfte
3. du dein Baby stillst und
4. dein Baby gesund und kein Frühchen ist
5. das Baby auf dem Rücken liegt
6. nicht zu warm angezogen ist
7. ihr beide auf einer stabilen Fläche liegt (kein Wasserbett)

dann ist das Risiko eines plötzlichen Kindstodes für das Baby neben dir im Bett nicht größer, als wenn es im eigenen Bettchen schläft. Die Richtlinien des *Lullaby Trust,* einer Stiftung, die sich mit dem Krippentod befasst, wurden kürzlich unter Berücksichtigung dieser Kriterien geändert. Wenn du mehr dazu lesen möchtest, ist der Blog von Kinderarzt Herbert Renz-Polster eine wunderbare, auf aktuellen Forschungsergebnissen basierende Quelle (www.kinder-verstehen.de/mein-werk/artikel/sids-und-elternbett/).

Untersuchungen zeigen auch, dass Mütter, deren Babys im Familienbett schlafen, mehr Schlaf bekommen (MCKENNA, 2007, RENZ-POLSTER, 2014). Ein Baby, das neben der Mutter schläft, kann sich bewegen, wenn es trinken möchte, und die Mutter kann es stillen oder beruhigen, ohne dass es vollkommen wach werden muss. Zudem ist das nächtliche Stillen einfacher, wenn das Baby bei der Mutter liegt, denn sie muss dann nicht hellwach sein und nicht aufstehen, um das Baby hochzunehmen. Nach dem Stillen braucht sie es dann nicht zu beruhigen, bis es wieder einschläft.

Ich weiß, dass Co-Sleeping für manche Familien keine Option ist, und das ist in Ordnung. Aber ob es für dich ein Gewinn ist oder nicht, weißt du erst, wenn du es ausprobiert hast. Einige junge Mütter erzählen, dass sie es schwierig finden, mit einem Baby im Bett zu schlafen, und manchmal ist es ähnlich wie in der ersten Zeit mit einem neuen Partner oder einer neuen Partnerin. Man muss sich daran gewöhnen, in einem gemeinsamen Bett zu schlafen. Außerdem geht es dabei nicht um Alles oder Nichts. Du kannst dich entscheiden, dein Baby nur für diese Nacht oder auch nur zu einem Mittagsschlaf zu dir ins Bett zu holen. Bei vielen Kinderbettchen kann man auch eine Gitterseite herausnehmen und die Höhe so einstellen, dass das Bett eine Erweiterung des Elternbetts darstellt. Finde heraus, was in deiner Situation am besten funktioniert. Außerdem kann es helfen, mit einer Doula oder einer Mutter, die mit dem Co-Sleeping Erfahrung hat, darüber zu sprechen.

Hier sind Erfahrungsberichte von Müttern, die im Voraus

planten, um sicherzugehen, dass sie nach der Niederkunft Zeit zum Ausruhen finden würden.

Ich habe für die Zeit nach der Geburt eine professionelle Betreuung für Zuhause engagiert – in Holland und Belgien geht das über Kraamzorg. Sie haben sich um meine Wäsche, leichte Einkäufe und meine Mahlzeiten gekümmert und mein Baby versorgt, wenn ich schlief. Das ist bis zu drei Monate nach der Geburt zulässig; freundlicherweise wurde es ein wenig verlängert, weil unser Baby unter Reflux litt. Der Preis hängt vom Einkommen ab, die Regierung springt also ein, um diese Dienste erschwinglicher zu machen. Ich hatte großes Glück, denn die Großeltern lebten nicht mehr oder konnten nicht helfen, und andere Verwandte wohnten nicht in der Nähe. Ich begann, darüber nachzudenken, weil ich für die nachgeburtliche Betreuung bezahlte; eine andere, kostenlose Hilfe bekam ich nicht. ~ **Laura Linde**

Das Beste für meine Erholung nach der Geburt war die großartige Unterstützung durch meine Hebamme, Doulas und Still- und Laktationsberaterinnen (wenn nötig). Diese Hilfe ermöglichte es mir, mit Milchbläschen, beginnender Mastitis und einer Zungenverwachsung dem zu kurzen Zungenbändchen meiner Tochter umzugehen und mich während der ganzen Zeit unterstützt und sicher zu fühlen. ~ **Jo Evershed**

Ich habe meine nachgeburtliche Betreuung folgendermaßen geplant: eine Doula während der Geburt; eine Doula nach der Geburt; Plazentakapseln; Schließungsritual; Bauchwickel; Baby tragen; Co-Sleeping; Milch abpumpen; eine Putzhilfe!! Und ich habe bewusst darauf geachtet, gut zu essen und zu trinken. Die Bauchwickel waren entscheidend dafür, dass ich im Haus wieder mobil wurde, und nach der Geburt eine Doula zu haben, war unglaublich hilfreich. Bei ihr fühlte ich mich geliebt, umsorgt und entspannt. Außerdem folge ich dem Brauch meiner Kultur, eine Übergangsphase von 40 Tagen einzuhalten, in der ich mein Baby im Haus behalte. So hat die Kleine Zeit, sich einzugewöhnen und den Übergang von der Gebärmutter in die Welt zu vollziehen. Ich halte sie warm, und meistens bleibt sie in meinem Schlafzimmer. Ich stille sie, wenn sie hungrig ist, und sie schläft bei mir im Bett. Wenn sie tagsüber schläft, schlafe ich auch, was ich bei meinen ersten beiden Kindern nie getan habe. Ich nehme regelmäßig Bäder mit Epsomsalz und lasse das Haus komplett im Chaos versinken! ~ **Seema Barua**

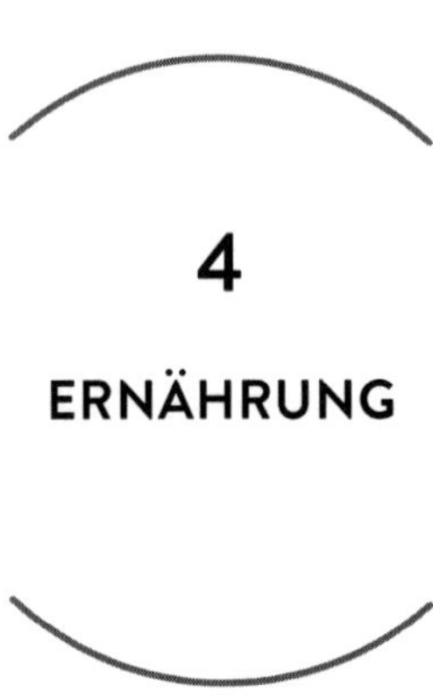

4

ERNÄHRUNG

Die Ernährung nach der Geburt soll vor allem drei Anforderungen erfüllen: Sie soll den Verlust von Blut und Nährstoffen ausgleichen, beschädigtes Gewebe reparieren sowie Uterus und Vagina heilen und das Stillen unterstützen. Hinzu kommt als vierte Anforderung, dass die Nahrung dem Körper als Wärmequelle dienen soll. ~
Jenny Allison

In den ersten kostbaren Tagen nach der Geburt bist du mit deiner Aufmerksamkeit so sehr bei deinem Baby, dass du deine eigenen Bedürfnisse möglicherweise vernachlässigst. Doch deine Heilung wird schneller vorangehen und du wirst für deine Aufgaben als Mutter noch besser gerüstet sein, wenn du selbst genug Ruhe bekommst, häufig nahrhaftes Essen zu dir nimmst, reichlich gesunde Flüssigkeit trinkst und viel Hilfe erhältst. ~ **Robin Lim**

Anscheinend herrscht allgemein Einigkeit darüber, dass eine gute Ernährung für die junge Mutter wesentlich ist. Auch die Wissenschaft erkennt an, dass die Entwicklung des Babys im Mutterleib, die Geburt (und das Stillen) der Mutter Nährstoffe entziehen (SERRALLACH, 2019). Im traditionellen Brauchtum wird das seit jeher berücksichtigt, und Kulturen auf der ganzen Welt kennen gesunde Rezepte zur Kräftigung junger Mütter. Die Verwendung bestimmter Lebensmittel, Kräuter und Stärkungsmittel wird empfohlen, um die Heilung zu fördern und das Wohlbefinden der Wöchnerin wieder herzustellen. In den meisten Kulturen gibt es außerdem Ernährungseinschränkungen, denn man glaubt, dass die verbotenen Nahrungsmittel bei der Wöchnerin entweder sofort oder später im Leben Krankheiten auslösen. Die häufigste Regel ist, kalte Nahrung und kalte Getränke zu vermeiden, wobei Kälte sowohl buchstäblich als auch im energetischen Sinne gemeint ist (DENNIS, 2007).

Wir alle wissen, dass Genesende traditionell wärmende, nahrhafte Gerichte wie Hühnersuppe bekommen, und dass wir, wenn wir uns schwach oder unwohl fühlen, einen Heißhunger auf solches Wohlfühlessen haben. Es ist logisch, dass auch junge Mütter solche Gerichte erhalten sollten. Schwangerschaft und Geburt sind natürlich keine »Krankheiten«, aber wenn man eine junge Mutter als Genesende betrachtet und auch so behandelt, ist es eher wahrscheinlich, dass Besuch ihr Essen mitbringt. Und was ist wohltuender als eine gehaltvolle, selbst gekochte Mahlzeit?

Als ich mit meinem ersten Kind schwanger war, lernte ich in einem Geburtsvorbereitungskurs ein nettes amerikanisches Paar kennen, Suzanne und Bob. Suzanne bekam unerwartet in der 32. Woche Wehen, und Olivia, ihre kleine Tochter, musste lange in der Klinik auf der Frühchenstation bleiben. Ich besuchte Suzanne dort und brachte ihr einen selbstgekochten Gulascheintopf mit. Vor einiger Zeit – etwa 12 Jahre nach der

Geburt ihrer Tochter – erzählte Susanne mir, sie erinnere sich immer noch daran, dass ich die Einzige war, die ihr ein warmes Gericht mitbrachte, und dass ihr das damals sehr viel bedeutete.

Zur Geburt meines zweiten Kindes engagierte ich die selbstständigen Hebammen Siobhan Taylor und Amy Sutton. Zu ihrem Service gehörte auch, dass sie uns drei Tage lang mit selbst gekochten Mahlzeiten versorgten. Obwohl wir zum zweiten Mal Eltern wurden und uns kompetenter fühlten als nach der Geburt unseres ersten Kindes, waren diese Mahlzeiten etwas ganz Besonderes für uns. Die erste Nahrung, die ich nach der Geburt zu mir nahm, war ein köstlicher Teekuchen mit Trockenfrüchten und Nüssen, den Siobhan für mich gebacken hatte. Ich erinnere mich auch noch, dass Amy uns eine ganz wunderbare Hühnchenpastete mit Kartoffelpüree mitbrachte. Davon profitierte die ganze Familie, außer mir und meinem Mann auch mein dreijähriger Sohn. Noch lange Zeit danach sagte er: »Hebammen bringen Kartoffelbrei mit«. Mahlzeiten, die liebevoll und speziell für dich zubereitet wurden, haben etwas ganz Besonderes, Nährendes und Tröstliches.

Viele junge Mütter haben mir erzählt, dass sie sich gern an die Kuchen und die Gerichte erinnern, die sie nach der Geburt geschenkt bekamen:

Ich erinnere mich noch deutlich an die Mahlzeit, die meine Nachbarin (selbst schon Mutter) uns brachte: Hühnchen in Sahnesoße und Brokkoliauflauf. Dieses Essen war wirklich Seelennahrung, weil sie es zubereitet hatte, um es uns zu schenken. ~ **Corinne Rooney**

Eine Freundin, die aus Malaysia stammt, brachte uns eine Hühnchenpfanne mit Nudeln vorbei, ein Gericht, das man leicht wieder aufwärmen konnte. Es war köstlich, und sie erklärte, es solle auch mein Qi stärken, das nach der Geburt niedrig sei. Auch das Sesamöl, das man für die Zu-

bereitung verwendet, soll dem Qi helfen, sich zu erholen. ~ Abby Hopewell

Die erste Mahlzeit, die mein Mann nach der Geburt kochte und mir servierte – es war ein recht gewöhnliches Gericht, aber das Beste, was ich je gegessen hatte: Gulasch mit Nudeln und Brokkoli. ~ Sonia Sampaolo

Dein Stöhnkuchen! Wenn ich nur daran denke, möchte ich fast wieder schwanger werden. ~ Heather Nedzynski

Weil die Ernährung in jeder Kultur anders ist und daher unterschiedliche Empfehlungen gegeben werden und weil auch die Bedürfnisse der einzelnen Familien unterschiedlich sind, werde ich hier keine allgemein verbindliche Liste von Gerichten aufstellen, sondern ich möchte dir einfach ein paar Ideen geben und dich ermutigen, dir im Voraus zu überlegen, wie du dich nach der Geburt deines Babys ernähren möchtest.

Auf der ganzen Welt gelten für die Ernährung nach der Geburt bestimmte elementare Prinzipien. Normalerweise haben die Gerichte einen hohen Anteil an Kohlehydraten, Proteinen, gesunden Fetten und Eisen und sind reich an wärmenden Gewürzen und geschmacklichen Komponenten. Wenn wir uns von etwas erholen, essen wir gerne warme, sättigende Gerichte aus der Kindheit. In Großbritannien fallen mir dazu Speisen wie Porridge, Suppen, Eintöpfe und Pasteten ein. In einem Aufsatz über nachgeburtliche Bräuche in China stellten die Autoren fest, dass »verschiedene Zuo Yuezi-Praktiken auch nach westlichen medizinischen Maßstäben förderlich sind, darunter reichlicheres Essen und proteinreiche Nahrung« (RAVEN ET AL., 2007). Ich halte sehr viel davon, den Instinkten und der Intuition zu vertrauen, gib also deinen Gelüsten nach und iss, was immer dir schmeckt. Denke jedoch daran, dass nährstoffreiche Nahrung, anders als Junkfood, dich sowohl sättigen als auch für deine Erholung hilfreich sein wird. Hier einige Beispiele für Lieblingsessen, von denen junge Mütter mir erzählt haben:

> *Blutwurst auf einem Toastbrötchen mit Ketchup. Das habe ich zwei Wochen lang jeden Tag gegessen.** ~ **Sophie Christophy**

> *Meine Mutter hat jedes Mal malaysische Laksa nach Penang Art für mich gekocht. Mehrere Tage lang habe ich täglich eine Schale davon gegessen. Diese Nudelsuppe enthält sehr viel Eisen. Es war himmlisch!* ~ **Azeeta Nielsen**

> *Meine ecuadorianische Schwiegermutter hat Quinoasuppe für mich gekocht! Das war sagenhaft lecker!* ~ **Carly Lokrheim**

> *Suppe! Sie wärmt und stärkt und man kann sie mit einer Hand aus einem Becher trinken. Am liebsten mochte ich sie mit Tomate, Linsen und Spinat.* ~ **Steph Kidd**

> *Mein absolutes Lieblingsessen waren die Congees mit Jasminreis aus dem Buch Die ersten vierzig Tage* **(von Heng Ou, ab S. 169),** *und sie sind bis heute mein Stärkungsfrühstück, wenn ich mich körperlich oder emotional schwach fühle.* ~ **Rosie Dhoopun**

Hinweise, wie Wöchnerinnen sich ausgeglichen ernähren können, gibt der *First Steps Nutrition Trust,* eine unabhängige Stiftung in England, die sich mit gesunder Ernährung befasst und deren Informationen auf wissenschaftlichen Untersuchungen basieren. Auf der Website kann man kostenlos einen umfang-

---

* Das hatte mich zuerst überrascht, aber es ergibt Sinn, da Blutwurst sehr viel Eisen enthält, nämlich 6,4 mg pro 100 mg während ein Steak nur 2,4 mg enthält.

reichen Ernährungsführer »*Eating Well for New Mums*« herunterladen. Dort findet man auch eine Infografik dazu, wie eine ausgewogene Ernährung aussehen kann, Optionen für Vegetarierinnen, Hinweise dazu, was in den einzelnen Lebensmittelgruppen nützlich ist, einige Tipps, wie du als Wöchnerin gut essen kannst, und Beispielmenüs, Rezepte und Vorschläge für gesunde Snacks. Außerdem enthält die Seite Informationen zu gesunder Ernährung in der Stillzeit sowie zu Nahrungsergänzungsmitteln und speziellen Ernährungsweisen, wie laktosefrei, vegan und vegetarisch.

Im Laufe der Jahre habe ich einige Lieblingsrezepte junger Mütter zusammengestellt. Eines davon ist der »Stöhnkuchen«. Ich fand dieses Rezept in dem historischen Roman *In Mondnächten* von Ami McKay (S. 412). Er erzählt die Geschichte einer traditionellen Hebamme in Nova Scotia in der Mitte des 19. Jahrhunderts. Auf ihrer Homepage (www.amimckay.com) erläutert die Autorin:

> *Der Brauch, einen Stöhnkuchen oder kimbly während (oder nach) einer Geburt zu backen, ist uralt. In Erzählungen alter Frauen heißt es, der Duft eines Stöhnkuchens, der im Haus der Gebärenden gebacken wird, trage dazu bei, die Schmerzen der Mutter zu lindern. Manche sagen, wenn eine Mutter während einer Wehe die Eier aufschlägt, dauert die Geburt nicht so lange. Andere behaupten, wenn eine Familie sich Wohlstand und Fruchtbarkeit wünsche, müsse der Vater Stücke dieses Kuchens an Freunde und Verwandte verteilen, wenn die Wöchnerin mit dem Baby ausgesegnet wird (oder wenn sie zum ersten Mal nach der Geburt wieder eine öffentliche Versammlung besucht). In vielen Kulturen gibt es ähnliche Traditionen … ein spezielles Gericht, Brot oder Getränk, gewürzt mit Zimt, Piment und/oder Ingwer. Einst gab es sogar ein Stöhnbier, das extra dazu gebraut wurde …*

Seither habe ich herausgefunden, dass diese Tradition in Großbritannien ihren Ursprung hat und dass die Phase nach der Geburt als »das Stöhnen« bezeichnet wurde. Victoria Williams zufolge wurde dieser Ausdruck »für die Zeit verwendet, die begann, wenn die werdende Mutter sich zum Gebären ins Bett legte, und in dem Moment endete, wenn sie wieder kräftig genug war, um normal umherzugehen – dass diese Phase als das Stöhnen bezeichnet wurde, nimmt unverblümt Bezug auf die Schmerzen einer Frau in den Geburtswehen« (WILLIAMS, 2016). Zu den Gerichten für die Wöchnerin gehörte der Kuchen, aber auch ein Stöhnkäse, Stöhnpasteten und Stöhnbier und -wein. Der Kuchen wurde ebenfalls zur Schmerzlinderung gegessen, und in Cambridgeshire backte man ihn mit Gin und Hanfsamen. Der Stöhnkäse stammte ursprünglich aus Oxfordshire, ein großes Käserad, das man von der Mitte aus aß. Wenn es ausgehöhlt war, reichte man das Baby durch das Loch im Käse, das sollte Glück bringen (culturecheesemag.com/cheese-bites/groaning-cheese).

Bevor ich eine junge Mutter nach der Geburt besuche, backe ich einen Stöhnkuchen. Ich esse ihn gern zusammen mit den jungen Eltern und der Hebamme oder dem Geburtsteam, was mir den Spitznamen »Kuchendoula« eingetragen hat. Auch meinen Klientinnen im Wochenbett bringe ich den Kuchen mit. Er ist saftig und voll wärmender Gewürze. Der dunkle Sirup macht ihn zu einem idealen Nahrungsmittel für Wöchnerinnen, da er viel bioverfügbares Eisen enthält. Ich habe das Rezept hier leicht abgewandelt, und auf meinem Blog findest du auch eine glutenfreie, eine vegane, eine ketogene Version und eine für Paleo Ernährung.

STÖHNKUCHEN

- 2 ½ Tassen (325 g) Mehl
- 3 Eier
- 4 Teelöffel Backpulver
- ½ Tasse (110 ml) Öl
- ½ Tasse (110 ml) frisch gepresster Orangensaft
- 1 Esslöffel Gewürzmischung (z. B. Koriander, Zimt, Piment, Muskat, Ingwer, Nelken)
- ¼ Tasse (90 g) dunkler Sirup (z. B. Rübensirup, ich nehme gern die doppelte Menge)
- 1 ⅓ Tassen (260 g) brauner Zucker
- 1 ½ Tassen (etwa 100 g) geraspelter Apfel
- 1 Teelöffel Vanilleextrakt
- 1 Teelöffel Mandelextrakt

Die trockenen Zutaten in eine Schüssel sieben und vermischen. Eier, Öl, Orangensaft, Melasse und Zucker hinzufügen. Vanille- und Mandelextrakt hinzufügen. Alles gut vermischen und den geraspelten Apfel unterheben. In zwei gefettete oder mit Backpapier ausgelegte Kastenformen geben. Bei 180 °C (Umluft 160 °C) 35–40 Minuten backen (oder bis ein Stäbchen nicht mehr klebt). Das Rezept ergibt zwei Kuchen.

Ein weiteres meiner Lieblingsrezepte ist eine Hühnersuppe mit roten Datteln (aufgrund der Herkunft meines Mannes). Es ist eine chinesische Version der Hühnersuppe, die wir traditionell in Großbritannien zubereiten. Die Hühnerbrühe ist voller Nährstoffe, die für die junge Mutter gut sind, und in der traditionellen chinesischen Medizin heißt es, dass rote Datteln das Qi (die Lebensenergie) stärken, für die Blutbildung gut sind und entspannend wirken. Ingwer, rote Datteln und Gojibeeren sollen den Körper wärmen. Ich habe das Rezept aus Heng Ous Buch *Die ersten vierzig Tage* (S. 152) leicht abgeändert.

HÜHNERSUPPE MIT ROTEN DATTELN

- 2 Pfund Huhn, am besten mit Knochen. Ich nehme gern Hühnerschenkel.
- 1 Zwiebel, geschält
- ein Stück (5cm) frischer Ingwer, geschält und halbiert
- 3 mittelgroße Möhren, geschält und in dünne Scheiben geschnitten
- 5 chinesische rote Datteln (man findet sie im Internet oder in Asialäden. Normale Datteln haben nicht die gleichen medizinisch wirksamen Eigenschaften)
- 3 Esslöffel getrocknete Gojibeeren
- Salz nach Geschmack

Die Hühnerstücke in einen mittelgroßen Kochtopf legen und den Topf mit so viel Wasser auffüllen, dass sie knapp bedeckt sind. Bei mittlerer bis starker Hitze ohne Deckel zum Kochen bringen. Sobald es kocht, Zwiebel und Ingwer hinzufügen und nach Geschmack würzen. Dann bei mittlerer Hitze 40 Minuten zugedeckt köcheln lassen, dabei ab und zu den Schaum abschöpfen. Vom Herd nehmen und das Hühnerfleisch auf einen Teller legen. Wenn es abgekühlt ist, von den Knochen lösen und kleinschneiden. 1 bis 2 Tassen kleingeschnittenes Huhn zurück in den Topf geben, die Möhren und die Datteln hinzufügen und bei niedriger Hitze ohne Deckel weitere 45 Minuten köcheln lassen. Dann die Gojibeeren hinzugeben und noch einmal 15 Minuten köcheln lassen. Mit Salz abschmecken.

Ich habe festgestellt, dass ich diese Suppe in meinem Instant Pot schneller zubereiten kann (man kann aber auch einen normalen Schnellkochtopf nehmen). Die Rezepte sowie Links zu wissenschaftlichen Artikeln über die Vorzüge der Verwendung von roten Datteln und Gojibeeren finden sich auf meinem Blog.

Es kann eine gute Idee sein, in die Küchenausstattung zu investieren und sich zum Beispiel einen Instant Pot oder einen Schongarer anzuschaffen, schenken zu lassen oder für ein paar Wochen von einer Freundin zu leihen. Dann kann man die Zutaten einfüllen, wann immer man dazu kommt, und später von einem warmen Essen profitieren, ohne dass man am Herd stehen musste. Auch ein Reiskocher gart Reis perfekt, ohne dass man ein Auge darauf haben muss, und hält ihn stundenlang warm, zerkocht ihn aber nicht.

Ein weiteres wichtiges Gericht ist Bratreis. Am besten nimmt man dazu kalten, übriggebliebenen Reis, denn frisch gekochter Reis wäre zu klebrig.

BRATREIS

- 3 Tassen (etwa 600 g) kalter gekochter Reis
- eine Handvoll Tiefkühlerbsen (oder anderes kleingeschnittenes grünes Gemüse)
- eine Handvoll gehackte Frühlingszwiebel (falls du keine Zeit zum Kleinhacken hast, geht es auch ohne)
- eine Handvoll Speckwürfel, Schinkenwürfel, Hühnchenreste oder andere Fleischstückchen, die du gerade zur Hand hast
- 1 Ei
- 1 Esslöffel Pflanzenöl

Einen Wok oder eine Bratpfanne bei mittlerer Hitze sehr heiß werden lassen und das Pflanzenöl hineingeben. Fleisch und Gemüse einige Minuten lang braten, bis alles gar ist. Dann das Ei hinzufügen und verrühren, bis es stockt. Den Reis gut untermischen und braten, bis er richtig heiß ist. Mit einer Soße deiner Wahl servieren, zum Beispiel mit Sojasoße, Chiliöl oder süßer Chilisoße.

In meiner Kindheit kochte meine Mutter sonntags häufig ein Gericht, dass sie *Migouri* nannte. Dazu verwendete sie Reis und alles, was gerade an übrig gebliebenem Fleisch und Gemüse im Kühlschrank war. Ich erinnere mich sehr gern an diese wärmende, sättigende Mahlzeit. Für das Gericht oben könnte man statt Reis auch Hülsenfrüchte oder übrig gebliebene Nudeln verwenden und nach Belieben Gewürze hinzufügen.

Zum Frühstück sind Porridge oder Müsli mit Haferflocken eine ausgezeichnete Wahl, denn Haferflocken sättigen gut und es ist erwiesen, dass sie die Milchbildung fördern (BONYATA, 2017). Aber weil junge Mütter häufig nicht die Zeit haben, zu kochen oder etwas Nahrhaftes zuzubereiten, kannst du die Haferflocken auch mit Milch und anderen Zutaten deiner Wahl, wie Datteln oder getrockneten Aprikosen, mischen und zum Einweichen über Nacht in den Kühlschrank stellen. Die Trockenfrüchte fördern die Verdauung und enthalten Eisen. Morgens erwärmt man die Haferflocken dann in der Mikrowelle oder verzehrt sie kalt.

Ein weiteres Frühstück, das sich schnell und einfach zubereiten lässt, ist ein Smoothie. Normalerweise sind Smoothies kalt, und da wir wissen, dass warmes Essen guttun kann, möchte ich dir einen warmen Smoothie vorstellen. Ich stelle mir gerade vor, wie schön es gewesen wäre, wenn ich einen bekommen hätte, als ich an mein Neugeborenes gefesselt war!

WARMER HAFER-SCHOKO-SMOOTHIE

- 1 Esslöffel Kakaopulver
- 1 Tasse (250 ml) Milch deiner Wahl (auch vegan)
- 3 Esslöffel feine Haferflocken
- ½ reife, mittelgroße Banane
- 8 Nüsse deiner Wahl (Mandeln, Haselnüsse, Walnüsse usw.)
- 1 Esslöffel Chiasamen (nach Belieben)

Die Milch in der Mikrowelle oder in einem Topf erhitzen. Haferflocken, Bananen, Nüsse, Chiasamen, Kakaopulver und etwa ein Fünftel der Milch in den Mixer geben. (Die trockenen Zutaten kannst du schon am Vorabend zusammenstellen.) Falls die Mischung zu heiß sein sollte, etwas kaltes Wasser hinzufügen (sorge dafür, dass die Flüssigkeit warm, aber nicht zu heiß ist, damit du dich nicht verbrennst). Auf hoher Stufe etwa eine Minute lang mixen, bis die Flüssigkeit glatt ist. Mit der restlichen Milch zusammen in einen Becher gießen und trinken bzw. der Wöchnerin servieren (ein Isolierbecher mit Deckel und Griff hält das Getränk warm, falls man beim Trinken unterbrochen wird).

Es ist sinnvoll, viele unverderbliche, nahrhafte Snacks wie Nüsse und Trockenfrüchte parat zu haben, die man leicht mit einer Hand zu sich nehmen kann. Vielleicht isst du auch gern Schokolade von guter Qualität. Es kann nämlich sein, dass du Hunger hast, aber nicht mobil bist, weil du gerade stillst oder das Baby beim Stillen eingeschlafen ist. Manche Mütter bereiten gern eine Snackbox vor, die sie während des Stillens bei sich haben. So eine Dose ist auch ein schönes Geschenk für eine Wöchnerin.

Auch die Flüssigkeitszufuhr ist für das Wohlbefinden und die Erholung im Wochenbett unbedingt wichtig. Wenn man mit der Versorgung eines Neugeborenen beschäftigt ist, kann man leicht dehydrieren. Wenn du stillst, wirst du feststellen, dass es dich unglaublich durstig macht. Ich habe immer dafür gesorgt, dass ich überall Trinkflaschen stehen hatte, zum Beispiel auch rechts und links von meinem Kopfkissen, damit ich mich, wenn ich im Liegen stillte, nicht umdrehen musste! Das gilt auch, wenn du noch in der Klinik bist, insbesondere, wenn du einen Kaiserschnitt hattest und dich nicht so gut bewegen kannst und allein bist oder wenn es auf der Station, auf der du liegst, nicht erlaubt ist, dass Partner über Nacht bleiben. Einige Frauen haben berichtet, dass sie eine Trinkflasche namens *The Hydrant* sehr hilfreich fanden, weil man sie am Rahmen des Klinikbettes einhaken kann und sie einen praktischen Schlauch hat, sodass man trinken kann, ohne sich zu bewegen.

Es ist erstaunlich, wie wohltuend ein warmes Getränk sein kann, wenn man fix und fertig ist. Vielleicht möchtest du dir daher einen guten Isolierbecher mit Griff besorgen, denn mit einem Neugeborenen weißt du nie, wann du dazu kommst, den Tee, den du dir gerade gemacht hast, zu trinken.

Wenn du nach Ideen für Mahlzeiten im Wochenbett suchst, hier eine kleine Liste:

Bücher

- Heng Ou, *Die ersten vierzig Tage. Was junge Mütter nach der Geburt wärmt und stärkt.* Chinesische und chinesisch inspirierte Rezepte, schön illustriert. Das Buch enthält eine Einkaufsliste (S. 125–137) und einen praktischen »Spickzettel« (S. 114). Zu den Rezepten gehören Smoothies, Porridge, Suppen, Eintöpfe, Reisgerichte, die sogenannten Mama-Bowls, die man sich nach Belieben aus vorbereiteten Zutaten zusammenstellt, sowie Desserts, Snacks und Getränke.

- Doris Freudenthaler, Vera Brlica, *Die fette Henne kocht – Rezepte für das Wochenbett.* www.diefettehenne.at
- Natalie Stadelmann, *Ernährung in Schwangerschaft und Stillzeit.*
- Naomi Kemeny, *Nurturing New Families.* Zum Kapitel Rezepte am Ende des Buches gehört auch eine Liste von haltbaren Lebensmitteln, Snacks und einfachen Rezepten für Smoothies, Suppen, Energiekugeln, Keksen und Kuchen.
- Beccy Hands, Alexis Stickland, *The Little Book of Self-Care for New Mums.* Darin finden sich Tipps für eine bessere Ernährung und Rezepte für Frühstück, Mittag- und Abendessen, Snacks, schnelle Mahlzeiten und Zwischenmahlzeiten.

Weitere Webseiten mit Rezepten und Lieferdiensten findest Du am Ende des Buches.

Sehr gut gefällt mir auch die Idee der *Meal Trains* (Essenszüge). In meinem Dorf organisiert die Kirche auf diese Weise, dass junge Eltern zwei Wochen lang selbst gekochte Mahlzeiten erhalten. In dem Buch *The Golden Month* berichtet die Autorin von einer nach Neuseeland ausgewanderten Niederländerin, die eine Tradition aus ihrer Heimat mitbrachte: Um die Geburt zu verkünden, wird vor dem Haus der Wöchnerin ein hölzerner Storch aufgestellt. Damit schuf sie einen neuen Brauch – Familien mit einem Neugeborenen bekommen den Storch geschenkt, und wer ihn vor dem Haus stehen hat, wird mit Essen versorgt (ALLISON, 2015). Etwas Ähnliches kannst du auch selbst organisieren, indem du Freunde und Nachbarn um Mahlzeiten bittest, oder besser noch, du bittest jemanden, Mahlzeiten für dich zu organisieren.

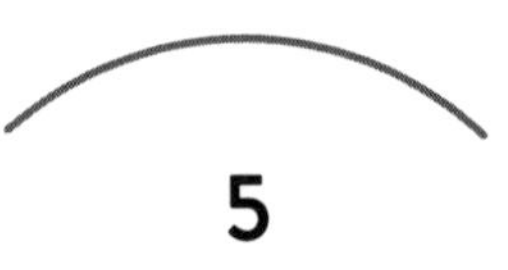

5

SOZIALE UNTERSTÜTZUNG

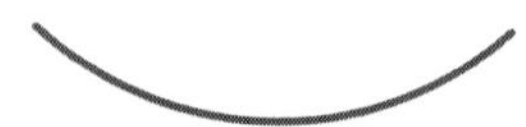

Wir müssen nicht alles allein machen, dazu sind wir nicht geschaffen. ~ **Brené Brown** (Wissenschaftlerin)

Untersuchungen zur Wochenbettdepression gelangen sehr deutlich zu der Einsicht, dass in Gemeinschaften, in denen Unterstützung üblicher ist, weniger Depressionen vorkommen. ~ **Ariel Gore** (Journalistin)

Nach der Geburt meines ersten Kindes fühlte ich mich sehr einsam. In meinem sozialen Netzwerk arbeiteten alle ganztags. Ich hatte zwar so gut ich konnte vorgesorgt, indem ich zu Geburtsvorbereitungskursen gegangen war, um andere werdende Mütter kennenzulernen, aber die eine Mutter, mit der ich mich wirklich anfreundete, hatte eine traumatische Geburt und konnte in den ersten Wochen das Haus nicht verlassen. Daher war ich etwa im ersten Vierteljahr mehr oder weniger den ganzen Tag mit meinem Baby allein. Ich weiß noch, dass ich lange Spaziergänge machte und sehnsüchtig zu den Gruppen junger Mütter hinüberschaute, die sich in den Parks aufhielten. Ich schämte mich und kämpfte dagegen an und wusste nicht, wie ich das Problem lösen sollte. Nach und nach lernte ich in Babykursen dann andere Mütter kennen, aber ich hätte schon früher Unterstützung gebraucht, die es einfach nicht gab.

Soziale Unterstützung ist ein unverzichtbares Element bei der Erholung im Wochenbett. Wenn du keine Menschen um dich hast, die dir zur Seite stehen, wie willst du dich dann ausruhen? Wer kocht für dich, wer hält die Wohnung sauber und kümmert sich um die anderen Kinder? Hinzu kommt, dass die bloße Anwesenheit anderer Erwachsener über die praktische Unterstützung hinaus weitreichende Auswirkungen hat, während du dich in die Mutterrolle hineinfindest. Auch für dein psychisches Wohlergehen ist die Gesellschaft Erwachsener wichtig.

Falls du dich nach der Geburt einsam fühlst, bist du damit nicht allein. Einigen Untersuchungen zufolge fühlen sich mehr als 80 Prozent der Wöchnerinnen einsam (PACKHAM 2017; SMITH 2018). Hier berichten Mütter über ihre Erfahrungen:

In der ersten Zeit als Mutter fühlte ich mich total isoliert. Alles, was ich über mich selbst wusste, war auf den Kopf gestellt. Da ich erst kürzlich in einem anderen Land angekommen war, kannten die Leute mich nur als Mutter, und ich hatte meinen Bezugsrahmen verloren, sodass es unglaublich schwer war, Kontakt aufzunehmen – zu anderen Müttern, zu meinem Baby und vor allem zu mir selbst. Ich fühlte mich in dieser Situation sehr allein und sehr unwohl. ~ **Laura Scarlett**

Da ich in einem männerdominierten Bereich arbeite, wurde ich während meines Mutterschutzes vollkommen vergessen, nicht ein einziger Anruf in den ganzen 10 Mo-

naten. Dazu kam, dass Verwandte und Freunde weit entfernt wohnten (das Militärleben hat viele negative Aspekte) und dass mein Mann in den ersten drei Lebensmonaten meines Jüngsten im Einsatz war. Das führte dazu, dass ich eine Angststörung entwickelte und sechs Wochen lang kaum das Haus verließ. ~ **Rachael Ruddock**

Nach der Geburt meines zweiten Kindes war ich unglaublich einsam. Wir waren mehrmals umgezogen, ich hatte weder langjährige Freundinnen noch ein Netzwerk noch Verwandte in der Nähe, und mein Mann arbeitete ganztags. Ich glaube, die Einsamkeit und die Müdigkeit zusammen waren die wichtigsten Auslöser dafür, dass ich meine »dunkle Phase« durchmachte! Es geht mir immer noch an die Nieren, wenn ich an jene Zeit zurückdenke und mich erinnere, wie traurig und einsam ich war. Ich finde, Freundinnen und regelmäßige soziale Interaktionen sind für jede Wöchnerin ein absolutes Muss! ~ **Kelly Mitchell**

Von dem Tag an, als mein Mann wieder zur Arbeit ging, war ich allein. Ein Baby zu bekommen zeigt dir, wer deine echten Freundinnen sind: Manche bleiben bei dir, aber viele gehen auf der Reise in die Mutterschaft verloren! Ich liebte mein Baby, aber die Tage waren eintönig, ich war isoliert und der Schlafmangel war grausam. Ich ergriff jede Gelegenheit zu einem Schwätzchen – mit dem Postboten, dem Fensterputzer und der Kassiererin im Supermarkt. Ich sehnte den Moment herbei, wenn mein Mann von der Arbeit nach Hause kam, denn dann konnte ich mit jemandem sprechen, bevor ich anschließend die halbe Nacht wach und wieder einsam war. ~ **Kirstie Broughton**

In ihrem Buch *Mothering the New Mother* (Die junge Mutter bemuttern) erklärt die Autorin Sally Placksin:

> *Generationen von Frauen wurde beigebracht, dass sie wissen würden, wie man ein Kind versorgt, denn die mütterlichen Gefühle und der Mutterinstinkt seien eine »heilige Berufung« und jeder Frau angeboren. Wir Frauen wissen alle, wie man ein Kind betreut; uns fehlt nur das Baby, um unsere angeborenen Begabungen in die Praxis umzusetzen. Doch auch wenn man Mütter ermutigen sollte, ihren Instinkten zu vertrauen […] ist ein großer Teil dieses mütterlichen Verhaltens nicht instinktiv gesteuert, sondern erlernt, und ohne dass erfahrene Mütter uns lehren und psychisch unterstützen, ist die Bewältigung der Aufgaben viel schwieriger und anstrengender.*

Das Problem der sozialen Isolierung und der Einsamkeit wird noch durch die Tatsache verstärkt, dass das Geständnis, einsam zu sein, uns sehr verletzlich macht. Möglicherweise schämen wir uns dafür, so als würde es unseren Wert mindern, dass wir gerade keine Freundinnen um uns haben. Zudem kann es sehr herausfordernd sein und sich wie ein Versagen anfühlen, wenn man in einer Kultur, die so hohen Wert auf Unabhängigkeit legt, um Hilfe bittet.

Ich habe sehr viele junge Mütter erlebt, die still für sich gekämpft haben, weil sie glaubten, sie wären die einzigen, die unter Einsamkeit litten. Die Mühen der Mutterschaft sind von einem gesellschaftlichen Tabu und von Schweigen umgeben, und beides muss gebrochen werden. Wir müssen offen über die Scham und das Schweigen sprechen und erneut die Unterstützung im Wochenbett einfordern, die in früheren Zeiten üblich war. Im tiefsten Innern wissen wir, dass wir nicht dazu geschaffen sind, die Wochenbettzeit als Einzelkämpferinnen durchzustehen. Um die derzeitige Situation zu verändern, müssen wir unter anderem zu unserem Bedürfnis nach Unterstützung stehen und offener über unsere Verletzlichkeit sprechen.

In der Phase nach der Geburt haben Frauen mit einer ganzen Reihe von psychischen Stressfaktoren zu tun. Es wurde gezeigt, dass soziale Unterstützung wirksame Hilfe beim Umgang mit diesen Stressoren leisten kann. Zudem hat sich herausgestellt, dass ein geringes Maß oder die Unregelmäßigkeit von sozialer Unterstützung eine starke Vorhersagekraft in Bezug auf die Wochenbettdepression hat ~ **(Negron et al., 2013).**

Brené Brown ist eine US-amerikanische Wissenschaftlerin, die sich darauf spezialisiert hat, Schamgefühle und die Kraft der Verletzlichkeit zu untersuchen. Verletzlichkeit ist, wie sie ausführt, keine Schwäche:

Verletzlichkeit ist der Geburtsort von Liebe, Zugehörigkeit, Freude, Mut, Empathie und Kreativität. Sie ist die Quelle von Hoffnung, Mitempfinden, Verantwortlichkeit und Authentizität. Wenn wir uns mehr Klarheit für unsere Ziele wünschen oder ein intensiveres und sinnvolleres spirituelles Leben, ist Verletzlichkeit der Weg dorthin ~ **(Brown, 2015).**

Wenn ein kleiner Prozentsatz der Frauen beginnt, Unterstützung im Wochenbett zu verlangen, wird diese Forderung sich, so hoffe ich, ausbreiten und rasch wieder zu einem ganz normalen Anliegen werden. Man hat gezeigt, dass nur 25 Prozent einer Population etwas Bestimmtes tun müssen, damit es schnell zur neuen Norm wird (CENTOLA ET AL., 2018).

Ein weiterer wichtiger Aspekt der sozialen Unterstützung ist die Frage, ob die junge Mutter von ihren Helferinnen tatsächlich unterstützt oder aber kritisch begutachtet wird. Leider erfahren Wöchnerinnen in unserer Gesellschaft häufig viel Kritik anstelle von Unterstützung. Das ist natürlich nicht hilfreich, denn der Mehrzahl der jungen Mütter mangelt es ohnehin an

Selbstvertrauen, während sie sich in ihrer neuen Rolle zurechtzufinden suchen. Das gilt vor allem für Erstgebärende, die sich viele Gedanken darüber machen, ob sie als Mutter »gut genug« sind. Wir müssen das Selbstvertrauen der jungen Mütter stärken. Und wir müssen uns daran erinnern, dass die Geburt historisch gesehen selbst in unserer Gesellschaft ein gemeinschaftliches Ereignis war, bei dem die Frau im Mittelpunkt stand und ihr Hilfe angeboten wurde, ohne dass sie erst darum bitten musste (PLACKSIN 1998). Zu dieser Unterstützung gehörte auch, dass man das Selbstwertgefühl der jungen Mutter stärkte, wie in dem Bericht einer Mutter aus Kolumbien deutlich wird:

> *Besuch kam – das Baby stand dabei nicht im Mittelpunkt. Das war stets die Mutter. Die Mutter war stets das Zentrum – man sagte immer: »Oh, das hast du ganz wunderbar gemacht« […] Sie wurde gelobt, sie war der Mittelpunkt, das war nicht wie hier in den USA, dass es nur um das Baby geht und die Mutter ganz beiseitegeschoben und vergessen wird* ~ **(Placksin 1998).**

Ich kann nicht oft genug betonen, wie wichtig es ist und welche Kräfte freigesetzt werden, wenn man das Selbstvertrauen der jungen Mutter stärkt. Viele Wöchnerinnen haben Schuldgefühle. Sie zweifeln an ihren Fähigkeiten und machen sich Sorgen, dass sie als Mütter versagen könnten. Das ist ganz normal. Aber wenn das in einer Gesellschaft geschieht, in der fast alle, die der jungen Mutter begegnen, irgendeinen »Ratschlag« haben, wie sie ihr Baby aufziehen soll, kann sie leicht den Eindruck bekommen, dass sie ihre Sache nicht gut macht.

Als Doula bemühe ich mich stets, etwas Positives zu entdecken, zum Beispiel, wie sanft und fürsorglich die Mutter beim Windelwechseln ist oder wie gut sie die Vorlieben ihres Babys kennt, und das sage ich ihr dann. Ich habe so viele Mütter in Tränen ausbrechen sehen, wenn ich solche schlichten positiven Bemerkungen machte. Ich bitte dich daher, wenn du eine Wöchnerin besuchst, sie zu beobachten und darauf zu achten, wann sie im Umgang mit ihrem Baby etwas Schönes, Liebevolles tut. Und dann sage ihr das.

Ein weiteres Problem besteht darin, dass Wöchnerinnen zum Schweigen gebracht werden und ihre Bedürfnisse nicht äußern können, weil die Gesellschaft erwartet, dass sie vor Freude außer sich sind. Ich kann gar nicht mehr zählen, wie oft junge Mütter anfingen, mir zu berichten, dass sie die Geburt schwer fanden, sich dann aber sofort selbst mit dem Satz unterbrachen: »Aber mein Baby ist gesund, und das allein zählt.« Wenn Frauen das glauben oder es gesagt bekommen, entkräftet es ihre eigenen Gefühle. Wenn man glaubt, es sei falsch, bestimmte Gefühle zu spüren, kann man sie nicht verarbeiten und nicht davon genesen. Deine Gefühle sind wichtig. Du bist wichtig. Milli Hill, die Begründerin der Bewegung *Positive Birth Movement*, erklärt:

> *Wenn eine Frau ein Kind zur Welt bringt, ist ein gesundes Baby absolut und ganz und gar das Wichtigste. Aber es ist nicht das einzig Wichtige. Zwei Dinge – nur um das zu wiederholen: ein gesundes Baby ist das Wichtigste UND es ist nicht das einzig Wichtige. Auch die Mutter ist wichtig. Wenn wir den Frauen sagen, dass ein gesundes Baby alles ist, was zählt, bringen wir sie oft zum Schweigen. Wir sagen damit nämlich, oder zumindest machen wir sehr deutlich, dass ihre Gefühle bedeutungslos sind und dass sie sich nicht beklagen sollten, denn auch wenn sie nach der Geburt gekränkt, schockiert oder sogar grob verletzt waren, ist ihr Baby gesund, und das ist das einzig Wichtige.*

In den zehn Jahren meiner Arbeit mit Wöchnerinnen war ich oft der erste Mensch, der einer Mutter sagte, dass sie belogen wurde und dass ihre Gefühle sehr wohl eine Rolle spielten.

Als ich versuchte, meinem Schwiegervater die unfreundliche Behandlung während meiner ersten Geburt zu schildern und zu erklären, dass uns Möglichkeiten fälschlicherweise verweigert worden waren, unterbrach er mich mitten im Satz und sagte: »Aber ihm geht's doch gut, oder?« Er wollte einfach nichts davon hören, wie sehr die Sache mich psychisch mitgenommen hatte. ~ **Hannah Burns**

Ich glaube, verschlimmert wird dieses Mundtotmachen noch durch die Tatsache, dass wir es in unserer Gesellschaft nicht gewohnt sind, unangenehme Gefühle auszuhalten, von Kummer ganz zu schweigen. Daher besteht die Tendenz, nach einem Hoffnungsschimmer zu suchen, denn irrtümlich nehmen wir an, dass das hilfreich ist. Forschungsergebnisse zeigen jedoch, dass ein solches Verhalten nur dazu führt, dass es der betroffenen Person noch schlechter geht (weil es impliziert, dass sie etwas falsch macht, wenn es ihr so geht, wie es ihr geht) und dass sie sich ausgeschlossen fühlt (weil sie das Gefühl hat, nicht verstanden zu werden).

Ich besuchte Kate, eine junge Mutter, um ihr beim Aussuchen eines Tragetuches zu helfen. Ihr kleines Mädchen war ein Frühchen, die Geburt war traumatisch gewesen, und anschließend hatte das Baby lange auf der Neugeborenen-Intensivstation verbracht, und es gab Probleme beim Stillen. Ich erkundige mich stets nach der Geburt, denn für mich ist es wichtig zu wissen, wie die Geburt sich körperlich ausgewirkt hat und ob ich entsprechende Unterstützung anbieten sollte. Außerdem frage ich nach, weil ich weiß, wie wichtig es ist, mit einer Person über die Geburtserlebnisse zu sprechen, die freundlich und ohne Bewertung zuhört. Als Kate begann, mir von der Geburt und den Tagen danach zu erzählen, wurde sie traurig und erklärte rasch, wichtig sei nur, dass ihre Tochter gesund sei. Ich formulierte das behutsam um: »Es ist okay, wenn du glücklich bist, weil deine Tochter gesund ist, und wenn dir gleichzeitig wegen der Geburt und den Erlebnissen danach elend zumute ist. Das sind zwei verschiedene Dinge.« Kate brach in Tränen aus. Das habe ich zahllose Male erlebt, wenn ich einfach nur fragte: »Und wie ging es dir damit?« oder sagte: »Es überrascht mich nicht, dass du aufgewühlt bist, denn das klingt nach einer wirklich schlimmen Erfahrung.«

Wenn du eine Wöchnerin besuchst, empfehle ich dir, diese einfachen Fragen zu stellen, ihr aufmerksam zuzuhören und das, was du hörst, dann behutsam zu bestätigen und mit deinen eigenen Worten auszudrücken.

Baue dir ein unterstützendes Netzwerk auf

Ich weiß zwar, dass wir häufig nicht mehr in eng verbundenen Gemeinschaften leben, aber ich glaube, dass es zumindest teilweise möglich ist, sich auch heute wieder die Unterstützung zu schaffen, die Frauen früher erhielten. Am wichtigsten ist, dass du im Voraus planst, wer dir helfen kann, wenn das Baby da ist. Wer kann dich praktisch, psychisch und mit wichtigen Informationen unterstützen? Bei dir zu Hause, aber auch in umfassenderem Sinne?

Wenn du einen Partner oder eine Partnerin hast, lohnt es sich, dass ihr euch vor der Geburt zusammensetzt und eure Erwartungen an die Elternschaft und die Arbeitsteilung besprecht. Sie können nämlich durchaus unterschiedlich sein, und unausgesprochene und nicht erfüllte Erwartungen können zu unnötigen Reibungen führen. Dein Partner kann deine wichtigste Hilfe sein, aber falls er angestellt arbeitet, bekommt er in Großbritannien wahrscheinlich nur einige Wochen Urlaub, und danach bist du an den Werktagen möglicherweise acht Stunden oder länger mit deinem Baby allein. Sich um ein Neugeborenes zu kümmern ist intensiv und anstrengend, und viele junge Mütter brauchen unbedingt eine Pause, wenn der Partner am Ende seines Arbeitstages nach Hause kommt. Wenn du deinen

Plan für die Erholungsphase im Wochenbett aufstellst, solltest du daher alle Menschen berücksichtigen, die dir helfen können. Dein Partner ist einer davon, aber sorge dafür, dass du auch möglichst viele weitere helfende Hände findest. Wenn du dich zu sehr auf eine Person stützt, wirst du wahrscheinlich nicht genügend Hilfe bekommen.

Idealerweise hast du eine Hilfe, die eine Zeitlang bei dir wohnt oder täglich ins Haus kommt, aber auch alle anderen Menschen, die dir ein Essen vorbeibringen, Dinge erledigen, Einkäufe machen, eine Maschine Wäsche waschen oder mit deinem Hund gehen, können dir wertvolle Dienste leisten. Strecke deine Fühler in sämtliche Richtungen aus, nach Verwandten, Freundinnen und Bekannten, Arbeitskolleginnen und anderen Müttern, die nicht gerade selbst Wöchnerinnen sind.

Es ist auch einen Versuch wert, ein Wöchnerinnen-Netzwerk aufzubauen. Junge Eltern, die in der gleichen Phase sind, können dir zwar vielleicht keine praktische Hilfe anbieten, aber sie können dich psychisch unterstützen, weil sie bestens verstehen, was du durchmachst. Gleichgesinnte kannst du zum Beispiel in Geburtsvorbereitungskursen kennenlernen oder auch in Yoga- und Pilateskursen, bei der Wassergymnastik oder bei der Aquafitness für Schwangere.

Der Hauptgrund, den Paare nennen, wenn sie sich für Geburtsvorbereitungskurse in kleinen Gruppen entscheiden, ist, dass sie andere Eltern kennenlernen möchten. Das gilt auch, wenn sie zum zweiten Mal Eltern werden. Als Leiterin von Geburtsvorbereitungskursen gebe ich mir viel Mühe, Gruppen aufzubauen, die auch außerhalb des Kurses zusammenhalten: Ich bitte ein Kursmitglied, sich um die soziale Betreuung der Gruppe zu kümmern und ein Essen in einem Restaurant zu organisieren, noch bevor die Babys kommen. In den Rückmeldungen wurde später betont, wie hilfreich es war, dass jemand aus der WhatsApp-Gruppe um drei Uhr morgens Fragen beantwortete und dass man sich einmal in der Woche vormittags zum Kaffee traf. Viele Teilnehmerinnen sind noch nach Jahren befreundet. Es lohnt sich also, frühzeitig herauszufinden, welche Kurse, Angebote und Mutter- und Kindgruppen es in deiner Gegend gibt, an denen du vielleicht teilnehmen möchtest.

Wenn du dein persönliches Hilfenetzwerk vor der Ankunft deines Babys aufbaust, hast du es viel leichter, als wenn du erst nach der Geburt damit beginnst, denn dann wirst du deine Zeit für das Neugeborene brauchen. Falls es dein erstes Kind ist, weißt du vielleicht noch nicht, wo du in deiner Gegend Unterstützung findest, daher kann es hilfreich sein, Kontakt zu Müttern in der Nachbarschaft aufzunehmen, deren Kinder schon etwas älter sind.

Ich weiß, dass die Vorstellung, an einer neuen Gruppe teilzunehmen, auf junge Mütter einschüchternd wirken kann. Vielleicht bist du ängstlich oder fühlst dich sehr verletzlich. Als Doula begleite ich junge Mütter manchmal bei ihrem ersten Besuch in einer Eltern-Kind-Gruppe. Jemanden dabeizuhaben, den du ein wenig kennst, und wenn auch nur von Online-Chats, kann dir deine Befürchtungen nehmen.

Hier sind Berichte von Müttern, die sich ein soziales Netzwerk geschaffen haben:

> *Ich habe online Freundinnen mit ähnlichen Interessen gefunden. Die gute Seite der sozialen Medien! Auf Facebook habe ich Bibliotheksgruppen für Stoffwindeln und Tragetücher entdeckt, die dazu führten, dass ich in der Nähe eine Gruppe für Bindungsorientierte Erziehung fand. Nach einigen Online-Chats ging ich zu den Treffen und schloss dort Freundschaften. Auch in nationalen Facebook-Gruppen habe ich Freundinnen gefunden, und wir treffen uns regelmäßig auf regionaler Ebene. Immer ist jemand ansprechbar und kann meine Situation normalerweise nachvollziehen. Freundinnen, die ich in meinem Smartphone bei mir trage.* ~ **Suzanne Hancock**

Drei Wochen nach der Geburt meiner Jüngsten musste mein Mann zum Einsatz, und er kam erst wieder, als sie drei Monate alt war. Auf einem Militärstützpunkt zu leben hieß, dass ich kein Netzwerk von Verwandten in der Nähe hatte, und ich isolierte mich so sehr, dass meine Sprache beeinträchtigt war, weil ich mich mit niemandem unterhielt. Ich zwang mich, zu einer Yogagruppe für Mütter und Babys zu gehen, und das war das Beste, was ich tun konnte. Ich brauchte ein paar Treffen, bis ich mich zwischen den anderen Müttern richtig entspannte, aber dann fand ich echte Freundinnen, mit denen ich reden konnte. ~
Rachael Ruddock

Ich ging in die Ambulanz, um mein Baby wiegen zu lassen, und lernte dort eine andere Mutter kennen. Unsere Babys waren nur einen Tag auseinander, und wir standen das nächste Jahr gemeinsam durch. Außerdem besuchte ich die Babygruppen im »Haus der Familie«, die ein Rettungsanker waren. Ich glaube, viele Wöchnerinnen, die sich isoliert und einsam fühlen und vielleicht das Haus nicht verlassen können, haben den Eindruck, dass junge Mütter, die an Gruppen teilnehmen, alles im Griff haben. Aber für mich war das einfach der Weg, um die Isolation und die Einsamkeit zu überstehen. Es ging mir nicht darum, alle diese Kurse zu besuchen, sondern eine Gemeinschaft zu finden. ~ **Jessica Mary Slender**

Meine beiden Geburten – und die Zeiten als Wöchnerin – erlebte ich als Ausländerin in zwei verschiedenen Ländern. Die erste Geburt war medizinisch schwierig und traumatisch, aber die Zeit danach und die Erholung im Wochenbett waren erfüllend, glücklich und voller Unterstützung. Ich hatte eine Gruppe geistesverwandter Frauen um mich, eine Handvoll Mütter, die mich durch diese Zeit leiteten und mir halfen, mich zurechtzufinden. Sie betreuten mich geistig und körperlich. Bei der zweiten Geburt war die Geburt genau so, wie ich es mir gewünscht hatte, und die Fürsorge und das Glück in der Klinik waren überwältigend. Doch die Zeit danach war eine einsame, kalte und schwierige Erfahrung, denn im Grunde wurde ich wie eine heiße Kartoffel fallengelassen und musste mich allein durchschlagen. Ich musste Gleichgesinnte suchen und mich selbst und ein Baby versorgen. Rückblickend erkenne ich, dass ich mich von der ersten Geburt schneller erholte, weil ich Unterstützung hatte. ~ **Kate Brinch Sand**

Wer kann dich im Wochenbett unterstützen?

Stelle eine Liste aller Verwandten auf, die nach der Geburt für einige Tage oder Wochen zu dir nach Hause kommen und sich um dich und dein Neugeborenes kümmern können.

Vor der Geburt meines ersten Kindes hatten wir mit meinen Eltern vereinbart, dass sie zwei Wochen nach der Geburt aus Frankreich kommen würden, da mein Mann dann wieder arbeiten musste. Doch meine Mutter konnte es nicht abwarten, ihren Enkelsohn kennenzulernen, daher fragte sie, ob sie früher kommen dürften. Sie versprach, sie würden sich um alles kümmern, sie würden einkaufen, kochen und putzen, und wir müssten keinen Finger rühren. Das erwies sich während unserer Einübung in die Elternrolle als äußerst hilfreich. Es war wunderbar, meine Eltern in dieser Zeit im Haus zu haben, denn wir konnten uns entspannen und es genießen, unser Baby kennenzulernen, ohne dass wir uns um irgendetwas Anderes Gedanken machen mussten. Es gefiel uns so gut, dass wir es nach der Geburt unserer Tochter wiederholten.

Ich möchte dir das Konzept vorstellen, dass jemand dir *Raum bietet*. Mir gefällt Connor Beatons Definition dazu: »Raum zu bieten ist der Prozess, Zeuge der emotionalen Verfassung eines anderen Menschen zu sein und sie anzuerkennen, während man sich gleichzeitig der eigenen Verfassung bewusst ist.« (BEATON, 2019). Das bedeutet, dass man die Emotionen und Gefühle des anderen aufmerksam wahrnimmt und gleichzeitig darauf achtet, was das Gesagte in einem selbst auslöst. Auf diese Weise bleibt man präsent, wird nicht in die eigene Gefühlswelt hineingezogen und fängt auch nicht an, eigene Erlebnisse zu erzählen. Heather Plett erläutert:

> *Raum bieten ist nicht allein Gruppenleiterinnen, Coachs oder Krankenschwestern in der Palliativpflege vorbehalten. Es ist etwas, das wir ALLE füreinander tun können – für unsere Partner, Kinder, Freundinnen, Nachbarn und selbst für Fremde, die auf unserem Weg zur Arbeit im Bus eine Unterhaltung beginnen.* ~ **(Plett 2015)**

Hier ist ein Beispiel dafür, wie meine Mutter mir Raum geboten hat, als ich mit der Herausforderung eines weinenden Kindes konfrontiert war. Als meine Tochter drei Monate alt war, musste mein Mann drei Wochen lang auswärts arbeiten. Da ich mir nicht vorstellen konnte, so lange mit einem drei Monate alten Baby und einem Dreijährigen allein zu sein, fuhr ich für diese Zeit nach Frankreich zu meinen Eltern. Dass meistens noch zwei andere Erwachsene anwesend waren, machte die Betreuung meiner Kinder um ein Vielfaches leichter. Zum einen waren meine Eltern da und kochten und putzten, nahmen mir das Baby ab oder passten auf mein Vorschulkind auf, während ich die kleine Schwester stillte, und zum anderen war ich nicht allein und hatte Gesprächspartner. Meine Tochter neigte abends zu einer langen Quengelphase, und manchmal wachte sie nachts auf und schrie, anscheinend, weil sie Bauchschmerzen hatte. Nicht allein zu sein half mir in dieser Phase unglaublich. Einmal wachte meine Tochter um drei Uhr morgens auf und schrie über eine Stunde lang. Meine Mutter wurde davon wach und kam zu mir. Sie tat nichts, aber dass sie einfach bei mir war, half mir, die Situation zu bewältigen.

Wenn du dir überlegst, wen du nach der Geburt bei dir haben möchtest, ist es also – ich kann es nicht genug betonen – sehr wichtig, dafür zu sorgen, dass diese Personen nicht nur ihren Beitrag leisten, sondern dir auch das Gefühl geben, dass sie dich in deinen Entscheidungen bezüglich des Neugeborenen unterstützen. Das Selbstvertrauen einer jungen Mutter kann sehr zerbrechlich sein, und in den ersten Wochen nach der Geburt sollte niemand dir das Gefühl geben, dass du kritisiert wirst oder nicht gut genug bist.

> *Die Erwartung, dass alle x-beliebigen Leute samt Anhang in den ersten Tagen und Wochen nach der Geburt willkommener Besuch sind – grrr, nein danke. Vier Tage nach der Geburt meines zweiten Babys überfielen uns ungebetene Gäste, und ich war total überfordert. Während ihres Besuchs versteckte ich mich die meiste Zeit mit meinem Säugling im Schlafzimmer und heulte mir die Augen aus. Nach der Geburt meines dritten Kindes hatten wir nur meine Eltern zu Besuch. Sie halfen bei der Betreuung der beiden älteren Kinder, während mein Mann, das Baby und ich ein paar Tage lang immer wieder in die Klinik fuhren.* ~ **Emily Jane Gill**

Als Doula habe ich mit Klientinnen zahlreiche vielschichtige Gespräche zu diesem Thema geführt. Es ist heikel, insbesondere, wenn Verwandte aus dem Ausland kommen, denn man kann unmöglich vorhersagen, wann die Geburt stattfinden wird, und der Besuch hat vielleicht nur begrenzt Zeit. Falls deine Verwandten zu früh kommen, hast du vielleicht noch gar nicht geboren, wenn sie bereits wieder abreisen müssen. Auch musst du dir überlegen, wie es für dich ist, möglicherweise zu Hause in den Wehen zu liegen, wenn Verwandte dabei sind. Ich kannte ein Paar, das die Verwandten im letzten Moment in ein Bed and Breakfast geschickt hat, als die Frau in der 38. Woche unerwartet Wehen bekam. Ein anderes Paar zog für die Geburt in das Büro des Mannes in den Keller, weil die Eltern der Frau im Haus waren und ihre Anwesenheit den Prozess verlangsamte. Manche Klientinnen, insbesondere solche aus Kulturen, in denen die Machtverteilung zwischen Eltern und Kindern anders ist als bei uns, stellen mich für die ersten Wochen als Unterstützung ein, bis sie so viel Selbstvertrauen gewonnen haben, dass sie es ertragen können, ihre Verwandten im Haus zu haben. Andere Klientinnen probieren schon während der Schwangerschaft aus, ein Familienmitglied im Haus zu haben, damit sie besser entscheiden können, ob sie diese Verwandte nach der Geburt um sich haben möchten.

Als Gemeindehebamme machte ich mir Sorgen, denn oft war ich nach Besuchen bei Wöchnerinnen bekümmert, dass die jungen Mütter sich so isoliert fühlten. Viele verließen das Haus nicht. Daher leite ich jetzt in meinem Ort eine Gehgruppe, namens »Bumps to Buggies« (vom Bauch in den Buggy). Alle jungen Eltern sind eingeladen, mit ihren Babys unsere Spaziergänge mitzumachen, vergnügt, kostenfrei und freundlich. Kontakt zu anderen Eltern ist enorm wichtig: Austausch, gegenseitige Unterstützung, Gespräche über Erfahrungen, Wissen, Tipps. Die Teilnehmerinnen und Teilnehmer kommen aus dem Haus, bewegen sich und reden und schließen neue Freundschaften. Die Gespräche sind erhellend, bereichernd und bestätigend, selbst für mich als Hebamme. Alle Beteiligten betrachten die Spaziergänge als »Zeit für mich«. Sie nehmen sich Zeit, um ihren Übergang in die Elternschaft zu reflektieren, zu erkunden und zu erforschen. Suche dir deine Gemeinschaft. Schließlich »braucht es ein ganzes Dorf, um ein Kind aufzuziehen«. ~ Jenny Parsons

Weitere Möglichkeiten, ein soziales Netzwerk zu schaffen

Es gibt viele Facebook-Gruppen, die dazu gedacht sind, Eltern miteinander in Verbindung zu bringen. Hinzu kommen verschiedene Apps, die Müttern helfen sollen, Kontakt zu anderen Müttern mit Kindern in ähnlichem Alter zu finden und Treffen zu organisieren. Du kannst deine Hebamme oder die Mütterpflegerin um Hinweise auf Gruppen in deiner Gegend bitten.

Weitere Gruppen oder Organisationen, die dich unterstützen können, findest du am Ende des Buches.

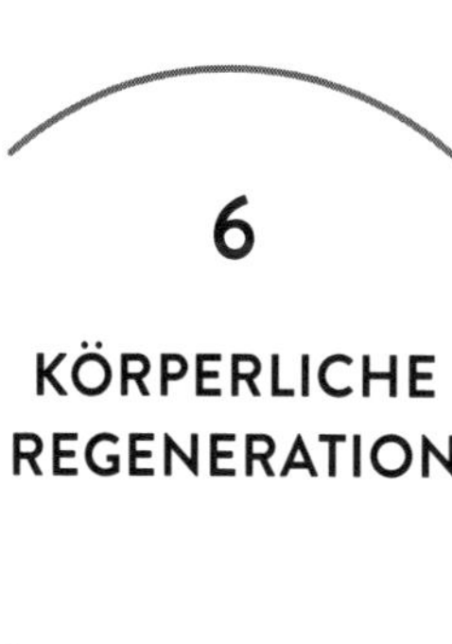

6

KÖRPERLICHE REGENERATION

Weil du und dein Baby psychisch und physisch empfindlich seid, ist es klug, wenn du dich an bestimmte Richtlinien hältst. Ganz gleich, wo oder wie du dein Baby geboren hast, eine lange Zeit der Erholung nach der Geburt ist unabdingbar. Gestatte dir, dich wie eine Königin verwöhnen zu lassen; du verdienst eine gute Betreuung. ~ **Robin Lim**

Mein Körper weist kaum Spuren auf – die Streifen auf meinem Bauch, meine Hüftknochen stehen etwas weiter auseinander, und meine Brüste hängen ein wenig. Aber das Traurigste an all dem ist, dass wir gesagt bekommen, diese Zeichen seien unschön, dabei sind sie die einzigen, spärlichen Erinnerungen, die uns allen von Schwangerschaft und Geburt bleiben. ~ **Hollie McNish**

Als ich zum ersten Mal eine junge Mutter sah, die in mexikanische Rebozo-Tücher gehüllt war, verspürte ich eine tiefe Sehnsucht, verbunden mit einem merkwürdigen Erinnern, als wüsste mein Körper irgendwie, dass ich dieses Ritual auch brauchte. Seitdem habe ich für Hunderte von Frauen das »Schließungsritual« (englisch: *Closing the Bones Ceremony*) durchgeführt und viele Frauen diese Behandlungen und Massagen gelehrt. Alle Frauen, die an dem Ritual teilnehmen, ganz gleich, ob sie die Behandlung bekommen oder als Zeuginnen anwesend sind, reagieren emotional. Als ich einmal für eine Gruppe von Trageberaterinnen die Benutzung des Rebozo als Wickel vorführte, war eine Mutter dabei, deren Baby erst drei Tage alt war, daher war es sinnvoll, ihr einen Wickel zu machen. Während wir alle Rebozotücher hielten, die fest um den Körper der jungen Mutter gewickelt waren, las ich ein Gedicht vor, und wir sangen ein einfaches Lied. Als ich nach dem Singen die Augen öffnete, hatten fast alle Frauen im Kreis Tränen in den Augen. Eine von ihnen sagte: »Ich habe neun Kinder geboren, und niemand hat jemals etwas wie das hier für mich getan.«

Bei den enormen Veränderungen, die der Körper während der Schwangerschaft und der Geburt durchmacht, überrascht es vielleicht nicht, dass Kulturen auf der ganzen Welt sich auch um den Körper der Wöchnerin kümmern, damit sie ihr Gleichgewicht wiederfindet und sich erholt. Dabei geht es nicht ausschließlich um Massagen, sondern auch um bestimmte Behandlungsmethoden, die dem Körper helfen, nach der Geburt schneller zu regenerieren.

Die Veränderungen, denen der Körper während der Schwangerschaft und der Geburt unterworfen ist, sind gewaltig. Die Gebärmutter wächst von der Größe einer Birne zur Größe einer Wassermelone an. Das Becken kippt nach vorn, die Krümmungen der Wirbelsäule werden verstärkt, und die Muskeln und Bänder in der Bauchregion werden gedehnt und wachsen. Die Organe in der Bauchhöhle werden verschoben, damit das wachsende Baby Platz hat. Während der Geburt werden dann Gebärmutter, Becken, Beckenboden und Vagina gedehnt und geöffnet, um das Baby herauszulassen. Nach der Geburt muss der Körper all diese Veränderungen wieder rückgängig machen, und hinzu kommen große hormonelle Veränderungen und der Beginn der Milchbildung.

Wenn man das alles bedenkt, erscheint es unvernünftig, dass wir im Westen keine Techniken mehr bereithalten, um sicherzustellen, dass Knochen, Weichteilgewebe und Organe in ihre optimale Position zurückkehren. Alle jungen Mütter würden von einer Art TÜV bei einer auf Wöchnerinnen spezialisierten manuellen Therapeutin profitieren, denn es ist leichter, Problemen vorzubeugen oder sie gleich im Entstehen zu behandeln, als später ein Muster aufzulösen, das sich schon verfestigt hat. Das traditionelle Wissen über die nachgeburtliche Betreuung junger Mütter beinhaltet Massagen, Wickel und manuelle Techniken, die die Regeneration beschleunigen und zukünftige Probleme verhindern sollen. Ein Nebeneffekt von geburtsspezifischen Behandlungen ist, dass jede Art von liebevoller Berührung Wohlfühlhormone wie das Oxytocin freisetzt.

Manche sagen, eine Geburt sei wie ein Marathonlauf. Jede Sportlerin weiß, dass Ausruhen und Erholung ein wichtiger Teil der Leistung sind. Ich bin keine Läuferin, aber ich war fasziniert, als ich erfuhr, dass es zwischen den Regenerationsprozessen nach einem Marathonlauf und nach einer Geburt Parallelen gibt. Zu den Empfehlungen sowohl für Läuferinnen als auch für Wöchnerinnen gehören eine speziell auf die Erholung abgestimmte Ernährung, Rehydrierung, Schmerzlinderung und Muskelregeneration (darunter auch Bäder mit Epsomsalz als Hilfe bei Muskelkater bzw. Muskelschmerzen), Massagen und eine Phase des Ausruhens. Ja, man spricht sogar von dem Post-Marathon-Blues, der Läuferinnen nach dem großen Ereignis überkommen kann, eine Parallele zum Wochenbett-Blues bei jungen Müttern.

Uns fehlen heutzutage nicht nur Praktiken, die dem Körper nach der Geburt wohltun, sondern wir haben auch falsche Erwartungen an den Körper, wir betrachten ihn als nicht begehrenswert oder hässlich und verspüren einen ungeheuren Druck, den Babybauch gleich nach der Geburt loszuwerden und wieder in unsere Jeans hineinzupassen. Das schadet dem Selbstwertgefühl und der Psyche der jungen Mütter.

Im Gegensatz dazu schätzen Hebammen den Körper nach der Geburt realistisch ein und Doulas ergänzen diese Schätzung mit ihren Methoden, empathisch wie praktisch. Wir wissen, dass es lange dauert, bis er sich davon erholt hat, ein Baby wachsen zu lassen und zu gebären, und dass es nur wenige Frauen gibt, die nach einer Geburt gleich wieder ihre alte Figur haben. Zum Glück gibt es Initiativen, die zeigen, wie der Körper einer Wöchnerin wirklich aussieht (Beall, 2014).

Die französische Ärztin und Yogalehrerin Dr. Bernadette de Gasquet, die sich auf Geburtsvorbereitung und nachgeburtliche Regeneration spezialisiert hat, erläutert in ihrem Buch *Mon corps après bébé (Mein Körper nach dem Baby),* dass die ersten sechs Wochen nach der Geburt eine Übergangsphase sind, in der alles noch weich und geschmeidig ist. In dieser Phase hat die Mutter die Chance, sich von der Geburt zu erholen. Die Autorin empfiehlt für diese Zeit ein Programm aus einfachen Übungen.

Als ich vor einigen Jahren einen Spinning Babies-Kurs mitmachte, war ich schockiert, als die Kursleiterin, eine Chiropraktikerin, sagte, Frauen brauchten im Durchschnitt 8 bis 10 Jahre, um bei Problemen wie Stressinkontinenz professionelle Hilfe zu suchen. Als Doula habe ich viele junge Mütter kennengelernt, die eine Blasenschwäche bis hin zur Inkontinenz hatten, die Symptome aber missachteten, weil sie glaubten, mit so etwas müsse man eben rechnen. Sie hatten keine Ahnung, wo sie professionelle Hilfe finden konnten, oder aber es war ihnen zu peinlich, das Thema anzusprechen.

Einmal habe ich eine junge Mutter unterstützt, die nach der Geburt unter Harn- und Stuhlinkontinenz litt. Ich begleitete sie zu mehreren Terminen im Krankenhaus. Trotz eines MRT konnte niemand herausfinden, was der Grund für ihre Probleme war. Nach einer Weile schlug ich ihr vor, einen Osteopathen aufzusuchen. Er stellte fest, dass ihr Steißbein nicht nur verschoben, sondern auch ausgerenkt war, und nach der Behandlung verschwanden ihre Symptome fast sofort. Da ein Teil der Beckenbodenmuskulatur am Steißbein ansetzt, kann der Beckenboden nicht richtig arbeiten, wenn es nicht optimal positioniert ist. In ihrer Abschlussarbeit berichtet die französische Hebamme Juliette Danis, dass das häufig vorkommt:

> *Das Steißbein ist normalerweise beweglich, aber es kann ausrenken, um dem Baby den Durchtritt durch den Geburtskanal zu ermöglichen. Falls es dann in dieser falschen Position bleibt, verursacht es Schmerzen, Stuhlinkontinenz oder Verstopfung, weil sich der Musculus puborectalis, der Schambein-Mastdarm-Muskel nicht mehr normal zusammenziehen und entspannen kann.* ~ **(Danis, 2012)**

Zum allgemeinen Mangel an Unterstützung für Wöchnerinnen kommen noch ein ungenügendes Wissen darüber hinzu, was nach einer Geburt normal ist, und die gesellschaftlich akzeptierte Ansicht, dass Probleme wie Stressinkontinenz, Rektusdiastase (Auseinanderstehen der geraden Bauchmuskeln) und Blasen- oder Gebärmuttervorfall zur Mutterschaft dazugehören.

In Frankreich und auch in Deutschland ist das Beckenbodentraining nach der Geburt (Rückbildungsgymnastik) Teil des Gesundheitssystems. Die Krankenkassen übernehmen die Kosten für einen Kurs mit maximal zehn Stunden unter Anleitung einer Physiotherapeutin oder einer Hebamme, und zwar normalerweise 6 bis 8 Wochen nach der Geburt. Beide Gesundheitssysteme berücksichtigen, dass ein geschwächter Beckenboden viele Folgen haben kann, darunter Blasenschwäche und Inkontinenz sowie einen Beckenorganprolaps (am häufigsten in den Wechseljahren). In Großbritannien erhalten Wöchnerinnen normalerweise ein Merkblatt zu Beckenbodenübungen. Manchen Frauen mag das helfen, doch es kann schwierig sein, die Übungen richtig auszuführen. Ohne Unterstützung finden junge Mütter vielleicht auch gar nicht die Zeit, diese Übungen zu machen.

Auf der ganzen Welt gehören (oder gehörten) bestimmte Behandlungen nach der Geburt zur üblichen Betreuung der Wöchnerinnen. Darunter sind häufig Massagen und Tuchwickel. In den einzelnen Kulturen sind die Methoden ein wenig verschieden, das Ziel ist aber stets die Wiederherstellung der Wöchnerin, das »Schließen« und die Beschleunigung des natürlichen Regenerationsprozesses. Normalerweise liegt diesen Ritualen die Erkenntnis zugrunde, dass der physiologische Erholungsprozess abgeschlossen werden muss, dass man dem Körper also helfen muss, zum Zustand vor der Schwangerschaft zurückzukehren, und dass es bei diesem Prozess auch einen psychischen und einen spirituellen Aspekt gibt, dass nämlich der Geburtsvorgang und die damit verbundenen Emotionen sowie auch die große Veränderung der Identität gewürdigt werden müssen.

2013 habe ich auf einem Doula-Retreat einen Workshop mit dem Titel »Closing the Bones« besucht. Die Leiterin war Dr. Rocio Alarcon, Ethnobotanikerin und Schamanin aus Ecuador, die am University College in London in Ethnopharmakologie promoviert hat. Dr. Alarcon erklärte, wenn wir MRTs von Schwangeren machen würden, könnten wir sehen, wie die Hüften im Laufe der Schwangerschaft auseinander gehen, und nach der Geburt sei es vorrangig, ihnen zu helfen, wieder den normalen Abstand zu erreichen, sonst würden die Mütter unter einem instabilen Becken leiden und Energie verlieren. Weiter führte Dr. Alarcon aus, dass die Frauen in Ecuador innerhalb von Stunden nach der Geburt diese Behandlung erhalten und dann in den ersten 40 Tagen noch mindestens fünf oder sechs Mal. Diese Massage regt den Fluss des Blutes und anderer Flüssigkeiten an, sie stimuliert die Freisetzung von Hormonen und das Immunsystem und kräftigt Muskeln und Gewebe. Dazu gehören das Schaukeln des Beckens mit einem Rebozo-Tuch sowie die Massage von Bauch, Hüften, Brustkorb und Armen und die Verwendung des Rebozo für Beckenwickel.

Seitdem biete ich diese Behandlung an und unterrichte sie auch. Ich arbeite viel mit dem Osteopathen Teddy Brookes in Cambridge zusammen, um die Wirkung der Rebozo-Technik auf Gelenke und Organe zu verstehen. Dabei bestätigte sich, dass diese Arbeit viele positive Auswirkungen auf die Gelenke der Wirbelsäule und des Beckens und auf das damit verbundene Weichteilgewebe sowie auch auf die Rektusdiastase hat. Gemeinsam haben wir eine neue Version der Behandlung entwickelt, die wir *Postnatal Recovery Massage (Massage zur nachgeburtlichen Erholung)* nennen. Sie ist umfassender und wird nicht auf einem Teppich auf dem Fußboden, sondern auf einer Liege durchgeführt.

Auch postpartale Wickel werden anscheinend weltweit eingesetzt. Früher fand ich die Vorstellung, nach der Geburt eine Art Hüfthalter (früher auch Leibhalter genannt) zu benutzen, eher abschreckend. Meine Großmutter hatte nämlich fast ihr ganzes Leben lang ein Korsett getragen, und ihre Bauch- und Rückenmuskulatur war so schwach, dass sie sich ohne Korsett kaum aufrichten konnte. Ich glaubte daher, diese Art von Stütze würde nur zu Muskelschwund führen.

Als ich jedoch entdeckte, dass überall auf der Welt nach der Geburt Wickel eingesetzt werden, sprach ich mit meinem Osteopathen darüber. Er sagte, seiner Ansicht nach könnten Wickel vorübergehend sehr sinnvoll sein. Um es einfach auszudrücken: Ein Wickel um Becken und Bauch hilft nach der Geburt, instabile Gelenke und Muskeln zu stützen. Rowena Hazell konnte nach der Geburt ihrer Drillinge nicht richtig atmen:

Als ich versuchte, wieder aus der Geburtswanne herauszusteigen, hatte ich ein merkwürdiges Gefühl, so als könnte ich nicht atmen, als wäre mein ganzer Körper plötzlich zu schwer. Auf der Wöchnerinnenstation konnte ich nicht länger als fünf Minuten aufrecht sitzen oder stehen, ohne dass mir das Atmen schwerfiel. Ich musste im Rollstuhl zur Neugeborenen-Intensivstation hinübergefahren werden, weil ich nicht so weit gehen konnte. Die Hebammen vermochten sich das nicht zu erklären und sahen mich ziemlich merkwürdig an, als ich nach einem Rollstuhl fragte. Eine der anderen Mütter, die ich kennengelernt hatte, hatte ein Korsett mitgebracht, weil sie sagte, sie habe bei einer früheren Geburt eine schwere Rektusdiastase gehabt. Diese Mutter beschrieb es mir so, dass ihre Bauchmuskulatur nicht alles festhalten konnte, sodass es in den Unterleib rutschte. Genauso fühlte es sich bei mir an! Die Hebammen auf der Station schickten eine Physiotherapeutin zu mir. Sie machte mir ein Korsett aus einer doppelten Lage des breitesten Schlauchverbands, und sofort konnte ich wieder mühelos atmen, aufrecht sitzen und gehen.

Soweit ich weiß, ist die Arbeit der Hebamme Juliette Danis die einzige wissenschaftliche Studie, die zu postpartalen Wickeln existiert. Danis verwendete einen einfachen Beckenwickel, der am Tag nach der Geburt für eine Stunde angelegt wurde. Mit schriftlichen und visuellen Fragebögen wertete sie aus, welche Wirkung er in einer Gruppe von 160 Frauen (davon 80 in der Kontrollgruppe) auf die Schmerzen im Becken hatte. 64 % der Frauen berichteten von einer Linderung der Schmerzen in Becken und Damm nach der Behandlung. 79 von den 80 Frauen, die den Wickel erhielten, sagten, sie würden ihn empfehlen. Danis kommt zu dem Schluss, dass eine nachgeburtliche Behandlung mit Massagen oder Wickeln sowohl physisch als auch psychisch positive Effekte hat und auf der symbolischen Ebene der Wöchnerin hilft, sich die neuen Konturen ihres Körpers vorzustellen. Sie ist der Meinung, dass Hebammen jungen Müttern vorschlagen sollten, solche Beckengurte 21 Tage nach der Geburt zu tragen, so wie es auch in Gesellschaften empfohlen wird, in denen die Traditionen noch lebendig sind.

Das entspricht auch meiner Erfahrung mit den Schließungsmassagen kurz nach der Geburt oder auch etwas später: Diese Behandlung ist nicht nur eine angenehme Massage, sondern auch ein Ritual, welches die junge Mutter feiert und würdigt, und es kann sowohl für den Körper als auch für die Psyche sehr heilsam sein, ganz gleich, ob die Geburt eine positive Erfahrung war oder nicht. Hier einige Erfahrungsberichte von Frauen, die diese Rebozo-Massage erhielten:

Wunderbar, berührend und reinigend. Ich fühle mich als junge Mutter von dieser Zeremonie sehr unterstützt und liebevoll umarmt. ~ Anonym

Es war ein wunderbar entspannendes Erlebnis, und unmittelbar danach fühlte ich mich sehr beruhigt und gelassen. Doch am nächsten Tag spürte ich den Gewinn noch deutlicher. Vor der Massage war ich breitbeinig vom Sofa oder von einem Stuhl aufgestanden, genauso wie während der Schwangerschaft. Nach der Behandlung fühlten meine Hüften sich auf gute Weise schmaler und entspannter an. Zudem ist meine Haltung, wenn ich aus dem Sitzen aufstehe, jetzt viel besser als vor meiner Schwangerschaft. ~ Vicky

Sophie nahm sich Zeit, um mir diese Massage zu erklären, und sorgte dafür, dass ich mich sehr wohlfühlte. Sie bereitete das Zimmer sorgfältig vor und gestaltete es sehr behaglich, mit schönen Ölen aus der Aromatherapie und beruhigender Musik. Die Massage war unglaublich beru-

higend und stärkend, und ich war so entspannt, dass ich fast eingeschlafen wäre! Ich spürte, wie ganz viel Spannung, die ich seit der Geburt festgehalten hatte, einfach verschwand. ~ **Kate**

Diese Behandlung gab mir den Raum zu weinen, und half mir, von der Geburt zu genesen und zu beginnen, all die Schmerzen loszulassen. Sie erlaubte mir anzuerkennen, wie schwierig meine Schwangerschaft gewesen war. Sie half mir, mich auf meine Selbstfürsorge zu konzentrieren. Danach konnte ich besser gehen, und alles fing an, sich wieder an den richtigen Platz zu schieben. ~ **Seema Barua**

Juliette Danis ließ von einer Mutter mit angelegtem Wickel ein MRT machen, und es zeigte, dass der Druck auf die Iliosakralgelenke gemindert wurde und dass Blase und Gebärmutter wieder hochgezogen wurden (CHADELAT 2019). Der Wickel sorgt auch dafür, dass die Lendenlordose reduziert wird und die Sauerstoffversorgung sich verbessert (weil das Zwerchfell sich freier bewegen kann), und wenn man in der Folge den ganzen Rumpf wickelt, wird die Zirkulation der Rückenmarksflüssigkeit erleichtert. In einem norwegischen Bericht über Therapien für Schmerzen der Beckengelenke berichteten 76 % der Frauen, die während oder nach der Schwangerschaft einen Beckengurt trugen, über zeitweise Linderung der Symptome (MACLENNAN UND MACLENNAN, 1997).

Ein weiterer Vorteil der Wickel um Becken oder Bauch ist, dass sie helfen, die Körperkerntemperatur der jungen Mutter zu halten. Wärme ist bei vielen postpartalen Praktiken ein wichtiger Faktor, selbst in heißen Ländern. Um sie nicht zu verlieren, werden zusätzliche Kleidungsstücke und Decken verwendet sowie Dampfbäder, Massagen und Wickel mit »heißen« Kräutern, oder aber die Wöchnerin liegt auf erhitzten Ziegelsteinen oder Kohle oder an einem Feuer (DENNIS, 2007; GRIGORIADIS,

2009). Außerdem nimmt sie womöglich heiße Getränke und wärmende Speisen zu sich.

Für Becken- oder Bauchwickel kann man viele Arten von Tüchern verwenden, zum Beispiel Schals, Rebozos, Paschminas und Babytragetücher (sowohl elastische als auch feste), du kannst also benutzen, was immer du bereits zu Hause hast. Manche Frauen verwenden lieber einen Gurt mit Klettverschluss. Die praktischsten und bequemsten Gurte haben zwei Klettverschlüsse, sodass man den Gurt mit wenig Mühe verstellen kann. In Großbritannien gibt es zwei Marken, die ich zur Stützung von Bauch und/oder Becken hervorragend finde. Ausschließlich als Beckenstütze während und nach der Schwangerschaft ist der Iliosakralgurt der Firma Belly Bands (bellybands-uk.com) oder von Serola (www.serola.eu) gut geeignet. Als Stützband sowohl für das Becken als auch für den Bauch kann das 3-in-1 Belly Band von Belly Bands während der Schwangerschaft, nach der Geburt und nach einem Kaiserschnitt getragen werden. Es ist bequem und einfach zu benutzen, und die Standardgröße passt von XS bis M. Wie bei einer Jeans ist es aber am besten, solche Gürtel vor dem Kauf anzuprobieren, damit du sehen kannst, was für dich am besten funktioniert.

Wickel oder Bauchgurte können auch während der Schwangerschaft helfen, insbesondere, wenn du unter Beckengürtelschmerzen leidest. Das Problem wird dadurch nicht behoben – dazu ist eine manuelle Therapie wie Osteopathie, Chiropraktik oder eine spezielle physiotherapeutische Behandlung nötig –, aber ein Gürtel kann die Symptome lindern. Die *Pelvic Partnership,* eine Stiftung, die bei Beckengürtelschmerzen Informationen und Unterstützung liefert, stellt fest:

> *Stützgürtel können helfen, die Symptome zwischen den Behandlungen zu lindern, indem sie das Becken in der korrekten Position halten und helfen, es zu stabilisieren. Doch wenn Sie einen Gürtel tragen, ohne dass die Becken-*

gelenke zuvor untersucht wurden, wird er die Schmerzen wahrscheinlich verschlimmern. Falls Ihre Gelenke nicht richtig positioniert sind, können sie, wenn man sie mit einem Gürtel zusammendrückt, noch stärker gereizt und dadurch noch schmerzhafter werden. Häufig werden Tubigrip-Schlauchbandagen ausgegeben, doch das Anlegen ist schwierig, denn oft haben sie nicht die richtige Größe, und sie sollten wiederum ausschließlich in Kombination mit einer Behandlung verwendet werden. Falls Sie also nur eine Schlauchbandage angeboten bekommen, sollten sie um weitere Informationen zu möglichen Hilfsmaßnahmen bitten. Häufig besteht die hilfreichste Unterstützung (sobald das Becken richtig positioniert ist) in einem Iliosakralgurt.

Von der Verwendung von Wickeln nach einem Kaiserschnitt erfuhr ich von einer Freundin, die ihr Baby in Bangkok per Kaiserschnitt bekommen hatte. Am nächsten Tag wurde ihr Bauch im Krankenhaus gewickelt. Sie sagte, die Heilung sei viel besser gewesen als nach der Geburt ihres zweiten Kindes in Norwegen, wo es keine Wickel gab. In einer Untersuchung zu diesem Thema wurde festgestellt, dass das Wickeln nach einem Kaiserschnitt die Mobilität förderte und die Schmerzen linderte (CHEIFETZ ET AL., 2010).

Interessanterweise wurden postpartale Wickel früher auch in Großbritannien empfohlen. In dem Buch *An Introduction to Midwifery (Einführung in die Geburtshilfe* heißt es:

Das Wickelband sollte aus einem kräftigen Streifen Kattun oder einem anderen festen Gewebe bestehen und etwa 45cm breit und 1,20m lang sein. Wenn der Wickel angelegt wird, sollte die untere Kante des Wickels eine Handbreit unter dem breitesten Teil der Hüften liegen, und er sollte fest angezogen und mit einer Sicherheitsnadel oder einer langen, geraden Nadel gut festgesteckt werden, damit er sich nicht über die Hüften hochschiebt. Der mittlere Teil des Wickels muss fest genug sitzen, sodass er ein Gefühl von Stütze vermittelt, aber der obere Rand sollte recht locker sein, damit er die Atmung der Patientin nicht behindert. Der Wickel wird nur eingesetzt, um die schlaffe Bauchwand von außen zu stützen. ~ **(Donald, 1915)**

Und eine ähnliche Äußerung aus dem 19. Jahrhundert:

Es wurde bereits bemerkt, dass sofort nach der Geburt eine Bandage anzulegen ist, die so breit ist, dass sie den Bauch in seiner gesamten Höhe abdeckt. Sie muss Tag für Tag allmählich fester gezogen werden, so wie die Situation es erfordert, bis die Patientin sich umherbewegen darf; dann sollte die Bandage durch einen guten, richtig angepassten Gurt ersetzt werden. Diese Stütze wird in allen Fällen große Annehmlichkeit spenden, insbesondere aber jenen Müttern, die bereits viele Kinder geboren haben oder einige in rascher Folge hintereinander […] Dieser Gurt muss so lange getragen werden, wie die Bauchmuskeln seine Unterstützung brauchen. ~ **(Bull, 1849)**

Die älteste Erwähnung eines Wickels fand ich in einem Buch über Aristoteles, das 1791 veröffentlicht wurde:

Danach lasse die Frau mit einem feinen Leintuch umwickeln, gut eine Handspanne breit (ca. 23 cm). Bevor der Leib umwickelt wird, reibt man ihn mit Johanniskraut Öl ein; anschließend hebe die Mutter mit einem mehrmals gefalteten Leintuch an, dann bedecke ihre Seiten mit einem leinenen Kissen oder einer Decke, lege ihr den Wickel um die Hüften und ziehe ihn recht stramm ~ **(Salmon, 1791).**

Aber auch in jüngerer Zeit wurden in Großbritannien möglicherweise Wickel verwendet. Die Hebamme Siobhan Taylor erzählte mir:

> *Ich erinnere mich, dass meine Großmutter mir nach der Geburt der Zwillinge im Jahr 1987 Bauchwickel empfahl. Alle, mit denen ich darüber sprach, hielten das für eine verrückte Idee. Man warnte mich sogar, wenn ich meine Muskeln stützen würde, würden sie niemals ihre frühere Kraft zurückgewinnen.*

Ich möchte gern, dass postpartale Behandlungsmethoden und Massagen wieder zur Norm werden. Eine Liste von Frauen, die das Schließungsritual oder die Massage zur postpartalen Erholung gelernt haben, findet sich unter closingthebonesmassage.com. Falls du Eltern hilfst: Ich biete einen Online-Kurs über Rebozo-Techniken zur Unterstützung während der Schwangerschaft, der Geburt und im Wochenbett an, zu finden auf sophiemessager.com/rebozo-online-course.

Ein weiterer wichtiger Aspekt der Regenerierung des Körpers nach der Geburt ist die Entspannung. Zusätzlich zur oder auch anstelle der Massage kannst du ausprobieren, Musik oder beruhigende Klänge zu hören (es gibt viele kostenlose Apps, die geführte Meditationen zur Entspannung anbieten). Wenn du für die Geburt Entspannungstechniken wie Atemarbeit und Meditation erlernt hast, wird sich das auch im Wochenbett auszahlen. Die Autorin Sophie Fletcher von *Mindful Mama* hat eine Reihe neuer Entspannungstracks für Mütter zum kostenlosen Download zur Verfügung gestellt: www.mindfulmamma.co.uk. *The Little Book of Self-Care for New Mums (Das Selbstfürsorge-Büchlein für junge Mütter) von* Beccy Hands steckt ebenfalls voller Ideen, wie sich ein entspannendes Wochenbett gestalten lässt (siehe auch »Literaturempfehlungen«).

Eine einfache Möglichkeit, um dem Körper nach der Geburt etwas Gutes zu tun, ist ein Bad. Jede erschöpfte Wöchnerin profitiert von einem entspannenden, ungestörten Bad, insbesondere, wenn sie Wohlfühlprodukte hinzufügt. (Falls du für diese Zeit keine Erwachsene für die Betreuung des Neugeborenen findest, kann es euch beiden guttun, wenn du mit ihm zusammen badest. In diesem Fall solltest du aber keine Badezusätze verwenden.) Auf der ganzen Welt benutzt man Wasser bei Reinigungsritualen, die spirituelle Ereignisse und Veränderungen im Leben markieren, daher erscheint es mir angebracht, es auch nach der Geburt zu verwenden. Warmes Wasser und/oder Wasserdampf werden auch in vielen Wochenbett-Bräuchen verwendet, zum Beispiel für Dampfbäder, Schwitzhütten, Sauna oder für das *Vaginal Steaming*, das Dampfbad für die Vagina (EPSTEIN UND ARVIGO, 2018; DENNIS ET AL., 2007). Wenn dir etwas davon zusagt, könntest du mit Salz und/oder Kräutern ein rituelles Bad daraus machen, um Gefühle zu feiern oder loszulassen. Dabei geht es mehr um deine Absicht als um die Badezusätze. Eine Tasse Meersalz und einige Stängel Lavendel genügen schon. Wenn du für ein Vollbad nicht die Zeit findest, können auch ein Sitzbad oder ein Fußbad wunderbar wohltuend wirken.

Ich schenke jungen Müttern gern einen einfachen »Teebeutel« für ihr Bad, gefüllt mit Heilpflanzen wie Lavendel und Rose. Wenn du eine Wöchnerin besuchst, freut sie sich vielleicht über Badezusätze wie Kräutersalze und Kräuter. Die *Bahnhofsapotheke in Kempten* bietet neben den Stadelmann Aromamischungen auch Körperpflegeprodukte für junge Mütter an. Manche Wöchnerinnen geben gern Epsomsalz (erhältlich in Apotheken und Drogerien) in ihr Badewasser, um müde Muskeln zu beleben (Magnesium wird von der Haut aufgenommen, und auch Sportler setzen zur Regeneration Bäder mit Epsomsalz ein).

Wie du dir nach der Geburt Hilfe für den Körper holst

Betrachte Heilbehandlungen für den Körper als Investition in deine zukünftige Gesundheit. Viele Schwangere bezahlen gern für Schwangerenmassagen, weil es »für das Baby« ist, aber wenn das Baby einmal auf der Welt ist, zögern sie, für Massagen Geld auszugeben. Doch das Baby und die gesamte Familie profitieren sehr, wenn die Mutter körperlich unterstützt wird. Falls Freunde und Verwandte dir Geschenke mitbringen möchten, kannst du sie um Gutscheine für postpartale Massagen bitten oder auch für Behandlungen bei einer Therapeutin, die sich auf Wöchnerinnen spezialisiert hat, zum Beispiel bei einer Osteopathin, Chiropraktikerin oder Physiotherapeutin. Wiederholte Behandlungen bringen größeren Gewinn. Manche Doulas, die das Schließungsritual oder andere postpartale Massagen erlernt haben, bieten Pakete für die nachgeburtliche Unterstützung an, die mehrere Massagebehandlungen beinhalten.

Der große Vorteil solcher Behandlungen ist, dass du selbst dabei nichts zu tun brauchst! Eine Frau, die dafür ausgebildet ist, arbeitet an dir und fördert damit deine Heilung, während du dich ausruhst. Wie Jenny Allison in *The Golden Month* feststellt, ist eine »Massage als passive Form sportlicher Übungen sehr wertvoll, denn die Mutter verbraucht nichts von ihrer eigenen Energie, aber der Kreislauf wird angeregt und sie empfindet das Vergnügen und das Wohlgefühl, das sonst durch aktiven Sport erzeugt werden kann«. Zudem brauchst du nach der Geburt nicht sechs Wochen zu warten, bis du mit dieser Art von »Übungen« beginnen kannst.

Wenn du mit einer werdenden Mutter oder einer Wöchnerin befreundet oder verwandt bist, dann besorge ihr doch einen Gutschein für eine Behandlung! Du könntest ihr auch eine ganz schlichte Schultermassage anbieten oder eine Hand- oder Fußmassage. Die Schultern kannst du durch die Kleidung hindurch bearbeiten, und für Hände oder Füße eignet sich Oliven- oder Kokosöl aus dem Küchenschrank. Ein paar Tropfen Duftöl darin verstärken den Wohlfühleffekt. Du brauchst keine Massage-Ausbildung zu haben, ebenso wenig, wie du lernen musst, jemanden in die Arme zu nehmen. Was zählt, ist die gute Absicht: Wenn du möchtest, dass die junge Mutter empfindet, wie lieb du sie hast, dann wird sie das spüren.

Wenn du Geburtsbegleiterin, Hebamme, Doula, Kursleiterin oder Therapeutin bist oder auf andere Weise professionell mit jungen Müttern zu tun hast, sprich mit deinen Klientinnen darüber, wie wichtig es ist, dass sie entsprechende Behandlungen und Unterstützung bekommen, falls sie nach der Geburt körperliche Beschwerden haben, und ermutige sie, frühzeitig Hilfe in Anspruch zu nehmen.

Hast du selbst gerade geboren und machst dir Gedanken um deine Gesundheit und deine körperliche Regeneration, dann sprich mit deiner Hebamme oder deiner Frauenärztin. Es gibt keine dummen Fragen. Falls du dir Sorgen machst, bitte um Hilfe. Sollte der Untersuchungstermin nach etwa sechs Wochen zu kurz sein, um alle deine Bedürfnisse abzudecken, zögere nicht, einen weiteren Termin zu verlangen, um deine Anliegen ausführlicher zu besprechen.

Höre dich nach Empfehlungen für Therapeutinnen in deiner Gegend um, wie Osteopathinnen, Chiropraktikerinnen oder Physiotherapeutinnen, die sich auf das weibliche Becken spezialisiert haben. Auch schon während der Schwangerschaft kann es nützlich sein, solche Therapeutinnen aufzusuchen, denn sie können bei häufigen Beschwerden wahre Wunder vollbringen und dein Becken bereits vor der Geburt behandeln. Das erhöht die Wahrscheinlichkeit, dass dein Baby gut liegt und du daher eine leichtere Geburt haben wirst. Nach der Geburt ist es gut, wenn du dich von einer Therapeutin untersuchen lässt, um sicherzugehen, dass dein Becken und die Weichteilgewebe im Bauchraum richtig positioniert sind und gut heilen.

Kurse für Wöchnerinnen, wie postpartales Yoga und Pilates, die von Kursleiterinnen gegeben werden, welche eine spezielle Ausbildung auf diesem Gebiet gemacht haben, können ebenfalls sehr hilfreich sein.

Dr. Bernadette de Gasquet bevorzugt hypopressive Übungen, um die Bauchorgane anzuheben und Druck auf den Beckenboden zu vermeiden. In Frankreich sind hypopressive Übungen gut bekannt, und man hält sie für die beste Art der postpartalen Rehabilitation, die verfügbar ist. In Großbritannien sind sie noch relativ neu. Die Technik ist einfach: Man atmet vollständig aus und weitet dann, ohne wieder Luft zu holen (als Hilfe kann man sich die Nase zuhalten) den Brustkorb, so als würde man einatmen. Der dadurch entstehende Unterdruck im Thorax bewirkt, dass der Bauch eingezogen und Beckenboden und Gebärmutter nach oben gezogen werden. Die Hebamme Lena Sich bietet hypopressive Kurse für die Kräftigung des Beckenbodens an, auch online (www.hebammelenasich.de).

Plane und lerne, Becken und/oder Bauch zu binden und zu stützen, etwa mit einem Stoffstreifen oder mit einer Bauchbinde mit Klettverschluss. Du könntest auch etwas Einfaches wie einen Schwangerschaftsgürtel verwenden oder eine Haramaki, einen elastischen Baumwollschlauch für den Bauch aus Japan, der hilft, die Körperkerntemperatur zu halten. Im Deutschen gibt es den Leib- oder Nierenwärmer, der häufig aus Angorawolle besteht. Wenn der Körperkern keine Wärme verliert, bleibt der ganze Körper warm.

Weitere Links zur körperlichen Regeneration nach der Geburt findest Du am Ende des Buches.

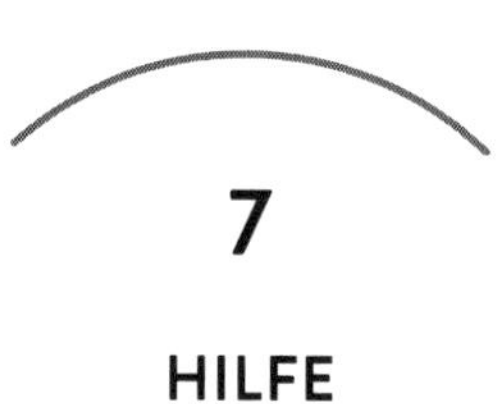

7

HILFE ENGAGIEREN

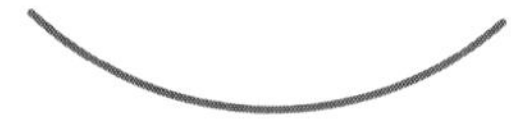

Wäre eine Doula ein Medikament, dann wäre es ethisch nicht vertretbar, es nicht einzusetzen. ~ **Dr. John H. Kennell**, Kinderarzt

Das Wochenbett ist eine Zeit, in der Müttern sehr bewusst ist, dass sie gleichzeitig in der geistigen und in der körperlichen Welt leben. Doulas können ihnen helfen, diese beiden Welten zu verbinden. Da in ihrem Körper, ihrem Herzen und ihrer Seele so viel geschieht, beginnt die Wöchnerin zu erkennen, wie innig sie mit der gesamten Schöpfung verbunden ist. Du, als ihre Doula, kannst ihr helfen zu verstehen, dass das Körperliche nicht vom Geistigen getrennt werden kann und das Geistige nicht vom Körperlichen. ~ **Robin Lim**

Neben all den anderen unterstützenden Maßnahmen, über die wir nachdenken, kann eine Doula dir im Wochenbett eine einzigartige Form der Hilfe anbieten, die dir vielleicht noch nicht in den Sinn gekommen ist. Ich weiß, das klingt möglicherweise, als wäre ich parteiisch, weil ich selbst Doula bin, aber da auch ich diese Unterstützung in Anspruch genommen habe, habe ich erfahren, wie gut sie tun kann. Deine Doula ist vielleicht die einzige Person in deinem Umfeld, die unvoreingenommen ist und ausschließlich das Ziel hat, dein Selbstvertrauen zu stärken und dir Beistand zu leisten.

Manchmal bitten Eltern mich, den Unterschied zwischen einer Kinderfrau und einer Doula zu erklären. Ich weiß, dass es einige Überschneidungen gibt und dass manche Kinderfrauen junge Mütter wunderbar unterstützen. Aber im Allgemeinen wird eine Kinderfrau eingestellt, damit sie sich um das Baby kümmert, sodass du es nicht zu tun brauchst, und wenn sie dann wieder geht, hast du vielleicht nichts über Babypflege und deine Aufgaben als Mutter gelernt. Auch die Doula kann dir bei einigen Tätigkeiten rund um das Neugeborene helfen, und einige Doulas bieten sogar nächtliche Unterstützung an. Für eine Doula jedoch stehen immer du selbst und deine persönliche Unterstützung im Mittelpunkt, und ihre Arbeit zielt darauf ab, dass sie irgendwann überflüssig ist: Eine Doula hilft dir, die Babybetreuung und das Muttersein selbst zu übernehmen, sodass du, wenn sie dich wieder verlässt, deine Aufgaben voller Selbstvertrauen eigenständig erfüllen kannst.

Was tut eine Doula?

Eine Doula unterstützt Familien während der Schwangerschaft und der Geburt und in der Phase danach. Von Doulas, die als Geburtsbegleiterinnen arbeiten, hört man häufiger, doch weniger bekannt ist, dass Doulas die junge Mutter auch nach der Geburt betreuen können. Manche Doulas haben sich auf die Geburtsbegleitung spezialisiert, andere auf die nachgeburtliche Phase, und wieder andere begleiten beides. Doulas, die bei *Doulas in Deutschland e. V.*, eingetragen sind, haben einen standardisierten Vorbereitungskurs abgeschlossen. Auch die *Gesellschaft für Geburtsvorbereitung* bildet Doulas und weitere Unterstützer:innen für junge Familien aus. Im *Doula Verbund Deutschland e. V.* haben sich Doulas mit unterschiedlichen Ausbildungshintergründen zusammengetan. Doulas sind Laienhelferinnen. Sie bieten keine medizinische Versorgung an, sondern unterstützen dich psychisch, praktisch und mit Informationen. Häufig werden sie mit Sherpas verglichen, den Trägern und Führern bei Expeditionen im Hochgebirge. Wenn du den Mount Everest besteigen wolltest, würdest du deinen Partner mitnehmen, aber du würdest auch jemanden engagieren, der dich im Gebirge führt. Eine Doula ist dazu da, dir bedingungslos beizustehen, ohne dich zu kritisieren oder dir zu sagen, was du tun sollst. Stattdessen hilft sie dir, durch die vorhandenen Möglichkeiten hindurchzufinden, und bei Bedarf zeigt sie dir den Weg zu Informationen oder anderer professioneller Hilfe.

Bei der Arbeit der Doulas, ob nun während der Geburt oder danach, geht es mehr um das Sein als um das Tun. In unserer Gesellschaft messen wir gern alles, daher wird eine junge Mutter vielleicht gefragt: »Was hat deine Doula gemacht?« Weil unsere Unterstützung aber zum Teil darin besteht, der Mutter Raum zu bieten und mitdenkend zuzuhören, kann es so aussehen, als täten wir gar nicht viel. Es kann den Eindruck erwecken, als würden wir einfach mit der Wöchnerin Tee trinken, dabei würdigen wir in Wirklichkeit ihre Erfahrungen und helfen ihr, das Erlebte zu verstehen. Sogar Eltern, die eine Doula hatten, fällt es häufig schwer, in Worte zu fassen, welche Atmosphäre sie geschaffen hat. Aber, wie eine weise Doula mir einmal erklärte: Geschirr abwaschen kann jeder, aber eine glückliche Familie zu haben, die dann von den sauberen Tellern isst, ist unbezahlbar.

Auf der Seite des Doula Verbund Deutschland e. V. heißt es:

Wie die Begleitung im Detail aussieht hängt einerseits von den Angeboten der Doula ab und wird andererseits von den Bedürfnissen der Gebärenden bestimmt.

So kann es sein, dass die Doula Dich Gebärende in den Arm nimmt, mit Dir lacht, mit Dir weint, Dich motiviert und mit Hingabe unterstützt bei der Umsetzung Deiner Geburt, genauso wie Du sie haben willst.

Es kann aber auch sein, dass Deine Doula als stiller Support einfach im Raum anwesend ist und dir auf diese Weise die größte Unterstützung ist auf Deiner Geburtsreise.

In jedem Fall kannst du dich auf deine Doula verlassen – sie bleibt bei dir, sie verlässt dich nicht, sie nimmt dich so wie du sein magst und kannst.

Deine Doula wird dich kennenlernen, dich emotional und praktisch unterstützen und dir mit Informationen zur Seite stehen, und zudem kann sie dich auch während der Geburt unterstützen. Das kann sich sehr günstig auf dein Geburtserleben auswirken, und allein das kann wiederum deine nachgeburtlichen Erfahrungen positiv beeinflussen. Die Website *Evidence Based Birth* stellte, basierend auf der *Cochrane Review* wissenschaftliche Erkenntnisse über Doulas zusammen (DEKKER, 2019). Es wurde gezeigt, dass eine kontinuierliche Unterstützung durch Doulas oder andere Personen während der Geburt folgende Effekte hatte:

- Das Risiko eines Kaiserschnitts wurde um 25 % verringert; der größte Effekt wurde bei der Begleitung durch eine Doula festgestellt, nämlich eine Verringerung des Risikos um 39 %.
- Die Wahrscheinlichkeit einer spontanen Vaginalgeburt wurde um 8 % erhöht; der größte Effekt wurde bei der Begleitung durch eine Doula festgestellt, nämlich eine Zunahme um 15 %.

- Die Medikamente zur Schmerzlinderung konnten um 10 % verringert werden; wer die kontinuierliche Unterstützung gab, war bei diesem Punkt nicht von Bedeutung.
- Die Wehenphase war im Durchschnitt 41 Minuten kürzer; es gibt keine Daten darüber, ob es eine Rolle spielte, wer die Gebärende unterstützte.
- Das Risiko, dass das Baby nach 5 Minuten eine niedrige Punktzahl beim Apgar-Score erhielt, sank um 38 %; ob es eine Rolle spielte, wer die kontinuierliche Unterstützung leistete, wurde nicht erfasst.
- Das Risiko, dass die Mutter mit der Geburtserfahrung nicht zufrieden war, sank um 31 %; es wurde durch die kontinuierliche Unterstützung einer Doula oder einer Person aus dem sozialen Netzwerk (Verwandte oder Freundinnen) verringert, nicht jedoch durch Klinikpersonal.

Über die Auswirkungen einer Betreuung durch Doulas in der postpartalen Phase wurde nicht viel publiziert, aber es gibt zahlreiche wissenschaftliche Beweise dafür, dass sich eine Unterstützung nach der Geburt positiv auf das Erleben der jungen Familie auswirkt. Unter anderem hat dieser Beistand eine schützende Wirkung auf die Interaktionen zwischen Mutter und Baby und zwischen Mutter und Partner und er bietet einen Schutz vor der Wochenbettdepression (GRIGORIADIS ET AL., 2009; UVNÄS-MOBERG, 2013). Es gibt Hinweise darauf, dass die nachgeburtliche Unterstützung durch eine Doula die psychische Gesundheit der Mutter beeinflusst (GJERDINGEN ET AL., 2013). Ein weiterer wichtiger Aspekt ist, dass von Doulas unterstützte Wöchnerinnen mit höherer Wahrscheinlichkeit stillen können (EDWARDS, 2013; STOCKTON, 2010). Eine harmonische Stillbeziehung fördert die Ausschüttung von Wohlfühlhormonen wie Oxytocin, welches wiederum die Bindung stärkt. Auf der anderen Seite gibt es auch Hinweise darauf, dass Frauen, die stillen wollten, aber dazu nicht in der Lage waren, unter Kummer und Traumatisierung leiden (BROWN, 2019). Das Thema der psychischen Gesundheit nach der Geburt ist sehr umfassend, und andere haben ausführlich darüber geschrieben, daher möchte ich hier nicht in die Einzelheiten gehen. *Why Postnatal Depression Matters (Warum Wochenbettdepression von Bedeutung ist)* von Mia Scotland ist ein wunderbares Buch, ebenso auch das in der Art eines Cartoons illustrierte *Good Moms Have Scary Thoughts (Gute Mütter haben furchterregende Gedanken)* (Karen Kleiman, 2019). Die Deutsche Depressionshilfe schreibt auf ihrer Webseite:

> *Postpartale Depressionen können unbehandelt schwere Langzeitfolgen sowohl für die Mutter als auch für das Kind und die ganze Familie haben. Sofortige professionelle Hilfe ist daher notwendig. […] Obwohl die Postpartale Depression gut behandelbar ist, suchen viele betroffene Frauen keine Hilfe. Hier besteht die Gefahr, dass Mütter und Angehörige insbesondere die körperlichen Symptome der Postpartalen Depression (Kopfschmerzen, Schwindel, Herzbeschwerden, Appetitlosigkeit, Schlafstörungen, vermindertes sexuelles Interesse) als normale Erschöpfungsreaktion auf die Geburt und Pflege des Kindes wahrnehmen und nicht als behandlungsbedürftig ansehen. Einige Symptome (insbesondere sich aufdrängende Gedanken, das Gefühl, als Mutter zu versagen und die empfundene Gefühllosigkeit gegenüber dem Kind) führen zu Scham und Schuldgefühlen bei der Mutter. Die betroffene Frau hat Angst »selbst schuld« und eine »schlechte Mutter« zu sein und traut sich nicht, mit jemandem darüber zu sprechen. In beiden Fällen suchen die Betroffenen keine Hilfe, die Depression bleibt unerkannt und unbehandelt, so dass sich die Krankheitsphase verlängert. […]*
>
> *Die Wochenbettdepression ist kein persönliches Versagen und kein Zeichen dafür, dass eine Frau eine schlechte*

Mutter ist oder ihr Kind nicht genügend liebt. Es ist eine Krankheit, die behandelt werden kann. Im Interesse der Mutter und des Kindes sollte unbedingt professionelle Hilfe in Anspruch genommen werden.

Wenn du nicht weißt, ob du an einer postpartalen Depression leidest, kannst du dir mit einem online Fragebogen schnell Sicherheit verschaffen: www.schatten-und-licht.de/selbsttest Weitere Informationen findest Du am Ende des Buches.

In ihrem Buch *Oxytocin, das Hormon der Nähe* erklärt die Oxytocin-Expertin Kerstin Uvnäs Moberg:

In allererster Linie kann die Doula die Frau halten und sie auf rein körperlicher Ebene unterstützen [...] Sie ist aber auch eine emotionale Stütze, die auf die Bedürfnisse der Mutter eingeht und ihr Mut macht. Sie ist teilnahmsvoll und ihre permanente Nähe erzeugt Ruhe und Vertrauen. Allein durch ihre Nähe und Gegenwart stimuliert sie die Oxytocinfreisetzung bei der Mutter und verstärkt deren Empfänglichkeit für die Wirkungen des Oxytocins. ~
(Uvnäs Moberg 2016, S. 165 f.)

Du kannst zwar ausschließlich für die Zeit des Wochenbetts eine Doula einstellen, aber eine Doula, die dich sowohl während der Geburt als auch danach betreut, bringt dir doppelten Vorteil: Sie hilft dir, deine Möglichkeiten für die Geburt zu erkunden, und zudem kann sie dich bei den Vorbereitungen für die Zeit nach der Geburt unterstützen. Hinzu kommt, dass du ihr bereits vertraust und dich bei ihr sicher fühlst, wenn sie nach der Geburt kommt, um dir zur Seite zu stehen.

Die Begleitung durch eine Doula hat nicht nur positive Auswirkungen auf die Geburt und auf dein Wohlbefinden, sondern sie hilft dir auch, dich auszuruhen. Eine Doula kann das Baby nehmen, während du schläfst oder badest oder einfach ein bisschen dringend nötige babyfreie Zeit hast. Sie ist eine erfahrene Hilfe im Haus und erledigt leichte Hausarbeiten wie Kochen, Aufräumen und leichte Reinigungsarbeiten. Sie zeigt dir, wie du im Liegen stillen kannst, wie dein Baby sicher bei dir im Bett schläft und wie du ein Tragetuch benutzt, und sie hilft dir, kreative Lösungen dafür zu finden, wie du dich auch dann möglichst viel ausruhen kannst, wenn sie nicht da ist. Eine Doula ist wie die gute Fee der Wöchnerin. Von allen Personen, die dir nach der Geburt helfen können, sorgt eine Doula wohl am nachhaltigsten für eine positive Erfahrung im Wochenbett.

Folgendes kann eine Doula nach der Geburt für dich tun:

- aktiv zuhören und dir helfen, deine Gefühle und deine Erlebnisse zu verstehen, während du die Metamorphose zur Mutter durchmachst. Sie kann dir helfen einzusehen, dass es normal ist, wenn du dich in diesem Stadium abmühst, und dass dich das nicht zu einer schlechten Mutter macht
- dir versichern, dass du eine gute Mutter bist, und dich auf die vielen großartigen, liebevollen Dinge hinweisen, die du für dein Baby tust, selbst aber nicht wahrnehmen kannst
- dir helfen, die vielen wunderbaren Dinge zu sehen, die du leistest, wenn du das Gefühl hast, du würdest »nichts tun«
- dir helfen, dein Selbstvertrauen zu stärken und Gefühle von Minderwertigkeit, Schuld und Scham zu reduzieren
- dir vor Augen führen, dass es ganz normal ist, wenn Säuglinge bedürftig sind und »klammern« und dass du dein Kind nicht verwöhnst, wenn du deinem instinktiven Wunsch nachgibst, es bei dir zu haben
- dich ermutigen, dich auszuruhen und dein Wohlbefinden an erste Stelle zu setzen, und dir helfen, eine Prioritätenliste aufzustellen
- sich um die Arbeiten kümmern, die dir in deinem Zuhause wichtig sind

- dir helfen, ein Gefühl dafür zu entwickeln, dass die Säuglingszeit vorübergeht, und dir klarzumachen, dass die Kinderbetreuung nicht immer so intensiv sein wird
- dir dabei helfen, dich gut zu ernähren
- dir Gesellschaft leisten und dafür sorgen, dass du dich weniger isoliert fühlst, und dich beim Aufbau eines neuen sozialen Netzes unterstützen
- dir bei deinem Zeitmanagement helfen
- dir helfen, die ersten Wochen nach der Geburt von einer schwierigen und unangenehmen Zeit des Wachstums in eine Phase des Verstehens und Annehmens zu verwandeln.

Hier sind einige Berichte von Frauen, die für die Zeit des Wochenbetts eine Doula engagierten:

> *Meine Doula war unglaublich. Sie half mir, das Baby anzulegen und in aller Ruhe zu stillen, während sie sich um die anderen beiden Kinder kümmerte. Mein Mann, der unter chronischem Erschöpfungssyndrom leidet, konnte sich ausruhen. Er war entspannt und beruhigt, weil seine Frau Hilfe hatte, daher konnte er sich um sich selbst kümmern. Meine Familie wurde total unterstützt, und die Doula war echt flexibel.* ~ **Seema Barua**

> *Nach unerwartet langen Wehen, die eingeleitet worden waren, und einer Geburt im Krankenhaus waren mein Mann und ich körperlich und psychisch erschöpft. Zum Glück kannte ich eine Doula in der Nähe, die in letzter Minute ins Krankenhaus kommen konnte und bei mir war, während mein Mann nach Hause fuhr, um zu duschen und sich auszuruhen. Die Doula brachte mir Snacks und half mir, die Bindung zwischen mir und dem Baby aufzubauen und mit dem Stillen zu beginnen.* ~ **Gina Leung**

Ich bekam Zwillinge und hatte schon einen Dreijährigen. Meine Doula unterstützte mich beim Stillen, kochte Essen, sorgte dafür, dass ich tagsüber Schlaf bekam und duschen konnte und hatte immer ein Lächeln für mich. Was hätte ich mir mehr wünschen können? ~ **Emma Renshaw**

Nach der Geburt eine Doula zu haben bedeutete, dass ich nichts weiter zu tun brauchte, als mein Baby zu stillen und auszuruhen. Ich blieb eine Woche im Bett und die Woche danach auf dem Sofa. Unsere Doula saß bei mir und sprach alles mit mir durch, was gerade in mir arbeitete. Sie kochte Mittagessen und Gerichte zum Einfrieren. Sie war eine frische Brise, wenn mein Mann, ich selbst und unser Vorschulkind von all den Veränderungen fix und fertig waren. Ihre Hilfe bedeutete, dass mein Mann Zeit mit unserer älteren Tochter verbringen konnte, während die Doula sich um mich kümmerte. Ich erholte mich sehr viel schneller von der Geburt, sowohl körperlich als auch psychisch. Bei all der Unterstützung und Fürsorge fühlte ich mich gut aufgehoben. ~ **Emma Hayward**

Ich hatte eine lange, schwierige Geburt, die mit einem Notkaiserschnitt endete, und es war wichtig für mich, über die gesamte Erfahrung zu sprechen. Warum war das geschehen? Hatte mein Körper versagt, hatte ich versagt, war ich nicht zur Mutter geboren? Nach der Geburt eine Doula einzustellen war auch irgendwie, als würde ich mich belohnen oder verwöhnen. Ich konnte einfach über mich selbst sprechen, ohne dass es mir peinlich war, dass ich zuerst über mich reden wollte, bevor ich über das Baby sprach. ~ **Milena Musilovà**

Nach der Geburt meines dritten und letzten Kindes hatte ich die Freude, eine Doula im Haus zu haben. Während meiner Schwangerschaft wurde meine Mutter mit Lungenkrebs im Endstadium behandelt. Marie schickte der Himmel. Sie bemutterte mich und sorgte für mich, während ich damit beschäftigt war, mich um alle anderen zu kümmern. Marie besuchte mich auch ein paar Mal vor der Geburt des Babys. Sie bot mir Raum, um meine Ängste zu äußern, sodass ich meine Familie um mich herum nicht damit verletzte oder stresste. Und dann half sie uns, als wir aus der Klinik nach Hause kamen. Sie war wie eine unsichtbare Decke aus Wärme, Stille und Liebe. Sie war sofort da, wenn meine Tränen zu heftig flossen, und plauderte mit meinen anderen Kindern und dem Baby, während ich versuchte, mich zusammenzureißen. Sie unternahm kleine Abenteuerausflüge mit den Kindern, ohne dass ich sie auch nur darum bitten musste. Alle kehrten glücklich und zufrieden zurück. Sie verwöhnte uns alle mit ganz wunderbarem Essen, und bis heute fragt meine Tochter nach der Pasta mit Pesto von Marie! Ich brauchte sechs Wochen, bis ich eine Beziehung zu meinem Sohn aufgebaut und wir uns gefunden hatten. Maries ermutigende Worte wirkten. Ich sammelte erneut Kraft und fand meinen Glauben an mich selbst wieder. ~ **Sarah Mosier**

Nichts hätte mich darauf vorbereiten können, eine junge Mutter zu sein. Mit 33 war ich eine starke, unabhängige Frau und brauchte niemanden … oder jedenfalls glaubte ich das!!! Mein Geburtserlebnis war traumatisch gewesen, und weder mir noch meinem Mann fiel es leicht, in die Rolle der jungen Eltern hineinzufinden. Ich war wild entschlossen zu stillen und völlig verzweifelt, als es nicht ganz natürlich und wie von selbst klappte. Eines Nachts schickte ich Pippa morgens um eins eine verzweifelte E-Mail. Von dem Moment an nahm sie mich unter ihre Fittiche, und das war eine riesengroße Erleichterung. Ich freute mich so auf ihre Besuche. Manchmal duschte ich dann oder schlief, manchmal machte ich einfach Frühstück und verzehrte es, ohne dass ein Baby an mir hing. Vor allem aber ist es Pippas Verdienst, dass ich mit ihrer Hilfe meine Stillbeziehung retten konnte. Ihr Mitgefühl, ihre Akzeptanz und ihre Unterstützung halfen mir, eine kraftraubende, traumatische Phase meines Lebens in ein ganz neues Kapitel der Selbstentdeckung, des Annehmens und des Vertrauens in mich selbst und meine Fähigkeiten zu verwandeln. ~ **Tracy Langford**

Eine häufige Sorge ist, dass eine Doula teuer sein könnte. Dabei ist zu bedenken, dass alle Doulas bis zu einem Monat vor der Geburt rund um die Uhr Rufbereitschaft haben, dass die meisten von uns in der Stunde weit weniger als den Mindestlohn verdienen und dass wir alles und noch mehr tun, um unsere Klientinnen zu unterstützen. Trotzdem kann es in einem System wie in Großbritannien, in dem die Gesundheitsfürsorge scheinbar kostenlos ist (sie ist es nicht – wir bezahlen mit unseren Steuern dafür) schwierig sein, die Ausgaben für eine Doula zu rechtfertigen, und manche Familien haben tatsächlich nicht die finanziellen Mittel, um sie zu entlohnen.

Je nachdem, ob eine Doula noch unter Aufsicht einer Mentorin arbeitet oder bereits anerkannt ist und wo du wohnst, kostet eine Geburtsbegleitung irgendwo zwischen 400 und 2.000 Euro. Die Betreuung nach der Geburt kostet ungefähr 35 Euro pro Stunde. Doulas, die in deiner Gegend arbeiten, findest du auf www.doula-verbund-deutschland.de oder www.doulas-in-deutschland.de .

Wenn du dir keine Doula leisten kannst und auch die Kriterien für eine kostenlose Unterstützung nicht erfüllst, kann es schwierig werden. In dieser Situation schlage ich vor, dass du Doulas an deinem Wohnort kontaktierst und um Hilfe bittest: Wir können sehr kreativ sein! Viele Doulas sind offen für Verhandlungen oder ungewöhnliche Arten der Bezahlung. Ich persönlich habe schon ehrenamtlich gearbeitet, alle möglichen Teilzahlungen vereinbart, ganz oder teilweise im Austausch gegen andere Tätigkeiten gearbeitet oder mich zum Teil oder ganz von Freunden und Verwandten der Familie bezahlen lassen. Ich kenne Doulas, die ihre Dienste gegen Haareschneiden, Klempnerarbeiten, ein Sofa und eine Ferienwohnung getauscht haben, und ich selbst habe für meine Tätigkeit als Doula schon Massagen, Kunsthandwerk und einen Babytragekurs erhalten.

Manche Doulas bitten ihre Klientinnen, für weniger betuchte Familien Geld zu spenden. Einmal engagierte eine Klientin, die ich während ihrer ersten Geburt betreut hatte, mich auch für die zweite, zog jedoch während ihrer Schwangerschaft ins Ausland. Trotzdem schickte sie mir meinen vollen Lohn. Damit sollte ich an ihrer Stelle eine Mutter begleiten, die sich keine Doula leisten konnte. Ich verwendete das Geld zur Betreuung einer Frau, die sich während ihrer Schwangerschaft aus einer schwierigen Beziehung gelöst hatte.

Viele junge Mütter wohnen weit entfernt von ihren Verwandten, oder aber die Verwandten sind zu sehr mit ihrem eigenen Leben beschäftigt, um helfen zu können. In solchen Fällen ist es sinnvoll, in bezahlte Hilfe zu investieren, wenn du es dir irgendwie leisten kannst. Hier sind Berichte von Frauen, die kreativ wurden, um Geld für die Unterstützung im Wochenbett zu sammeln:

> *Eine Gruppe von Internet-Freundinnen hat nach meiner traumatischen zweiten Geburt eine Doula für mich bezahlt. Sie wussten von meinem Account, dass ich eine harte Zeit hatte, erkundigten sich klammheimlich, was eine Doula kostete, taten sich zusammen, dachten sich einen lächerlichen Grund aus, um mein PayPal-Konto herauszufinden und überwiesen mir den gesamten Betrag.* ~ Meg Hill

Freunde gaben eine Party/ein Konzert mit Eintrittspreis. Sie warben offen dafür, dass es ein Fundraising für eine Doula sein sollte. Es war ein schöner Abend und es hat geklappt! ~ **Roma Hearsey**

Ich habe getauscht (Familienfotos gegen die Betreuung durch eine Doula, und in einem anderen Fall hat eine Doula-Klientin ein paar Monate lang meine Katze versorgt, während ich im Ausland war). ~ **Sara Benetti**

Du könntest Freunde und Verwandte bitten, für die Tätigkeit einer Doula zu spenden. Das gilt auch für jede andere bezahlte Hilfe, die du nach der Geburt möglicherweise brauchst.

Untersuchungen zeigen, dass junge Eltern für ein Neugeborenes viel Geld ausgeben: In Großbritannien sind es durchschnittlich 1.600 Pfund allein für die Erstausstattung und 10.000 Pfund für das erste Jahr (LOVEDAY, 2019; OHNE AUTOR, 2014). Der Markt für Babyausstattung wird von allem möglichen Schnickschnack überflutet, und viele Eltern haben das Gefühl, dass sie zu sehr unter Druck stehen, Sachen für ihr Baby zu kaufen (BUND, 2017). In einer Untersuchung räumten 90 % der Eltern ein, dass sie zu viel Geld für die Babyausstattung ausgegeben hatten. Im Durchschnitt wurden insgesamt 5.567 Pfund vergeudet (LOVEDAY, 2019).

Du könntest dir also überlegen, ob du nicht deine Liste für Babyausstattung auf das Notwendige zusammenstreichen möchtest, was eigentlich nicht viel ist: eine Schlafgelegenheit, ein bisschen Kleidung, Windeln und etwas, worin du das Baby tragen kannst. Wenn du zum Beispiel für die ersten sechs Monate ein Tragetuch kaufst, erspart dir das womöglich einen großen Kinderwagen und eine Babytragetasche, und sobald dein Baby dann ein halbes Jahr alt ist, besorgst du dir einfach einen Buggy. Oder aber du bittest Freundinnen und Verwandte um gebrauchte Baby-Utensilien oder kaufst sie secondhand. Einen

Teil des auf diese Weise gesparten Geldes kannst du dann für eine Hilfe nach der Geburt verwenden.

Du könntest auch eine Liste mit Gegenständen aufstellen, die du nach der Geburt gern zur Unterstützung hättest, und im Freundeskreis und in der Familie darum bitten, dass nicht das Baby beschenkt wird, sondern dass du selbst Dinge von dieser Liste erhältst. Neugeborene machen sich nichts aus Kleidung und Stofftieren: Was sie am meisten brauchen, sind Eltern, die sich stark genug fühlen, um sie zu unterstützen.

Andere bezahlte Hilfen

Es lohnt sich auch, über andere bezahlte Hilfen nachzudenken, die vielleicht nicht so viel kosten wie Doulas, selbst wenn du sie nur für kurze Zeit einstellst, während du wieder auf die Beine kommst. Zum Beispiel eine Haushaltshilfe, Kinderfrau oder Reinigungskraft. Beratung und Vermittlung leisten die lokalen Frühen Hilfen, die wellcome-Teams oder in Bayern auch die Koordinierenden Kinderschutzstellen (siehe Links am Buchende).

Ich habe eine kleine Firma. Als mein Kind sechs Wochen alt war, habe ich eine Kinderfrau eingestellt, die in Teilzeit arbeitete. Das war super, denn ich konnte weiterhin stillen, mich ausruhen und auch meine beruflichen Verpflichtungen erfüllen. Ich fühlte mich nicht so isoliert wie andere Mütter, denn ich hatte weiterhin viel mit Kolleginnen und Kollegen zu tun. Als mein zweites Kind kam, war die Firma gewachsen. Wir wussten bereits vorher, dass wir bald nach der Geburt ganztags eine Kinderfrau brauchen würden. Sie fing bei uns an, als mein Kind drei Wochen alt war. Eine gute Kinderfrau zu haben ist wunderbar. Unsere macht auch leichte Hausarbeit und die Wäsche, sie kocht das Mittagessen und holt an manchen Tagen mein älteres Kind von der Schule ab. Das ermöglicht uns ein sehr schönes Leben, und die Firma floriert weiterhin. Ich habe Glück, weil meine Firma mir erlaubt, zu Hause zu arbeiten, ich kann also arbeiten und bin gleichzeitig in der Nähe, zum Stillen oder wenn meine Tochter mich braucht. ~ **Jo Evershed**

Ich habe eine Putzfrau eingestellt, damit ich mich auf das Stillen konzentrieren konnte. ~ **Kim Hughes**

Nach meinem dritten Baby hatte ich eine Kinderfrau/Haushälterin und nach dem vierten ebenfalls, und zwar in den ersten vier Wochen, sieben Tage die Woche, von 9.00 bis 18. 00 Uhr. Ich wünschte, ich könnte mir eine Doula leisten, aber diese andere Hilfe brauchte ich dringender. Ich brauchte bei allem tatkräftige Unterstützung, außer bei der Versorgung des Babys: bei der Betreuung der erst zwei, dann drei älteren Kinder, beim Kochen und Putzen, bei der Wäsche … ich brauchte eine Frau, die ALLE meine Pflichten übernahm, damit ich einfach die Bindung zum Baby aufbauen, das Stillen einüben und mich auf meine Genesung konzentrieren konnte. Nach der Geburt meines vierten Kindes habe ich auch ein Schließungsritual organisiert. ~ **Hayet Hb**

Wenn ich von einer Möglichkeit in der Nähe gewusst hätte, hätte ich mir beide Male Hilfe geholt! Mein Mann arbeitete ziemlich viel auswärts, wir bekamen und bekommen keine Unterstützung durch Verwandte, und mein zweites Kind schlief nicht – wirklich überhaupt nicht, vier Jahre lang. Wenn mein Mann zu Hause war, teilten wir die Nächte zwischen uns auf, aber wenn er fort war, war es ein harter Kampf für mich. Nach drei Nächten, in denen ich vielleicht jeweils drei oder vier Stunden häufig unterbrochenen

Schlaf bekam, fing ich an, ein bisschen (oder ziemlich heftig!) durchzudrehen, daher organisierte ich in den Zeiten, in denen er nicht da war, für jede dritte Nacht eine Kinderfrau, damit ich überhaupt funktionieren konnte. Sie war einfach toll, machte alles genau so, wie wir es haben wollten, und versuchte nicht, uns ihre eigenen Abläufe aufzudrücken. Sie war wie ein Engel, sie erschien zur Schlafenszeit vor meiner Tür und hatte unter ihrem Mantel schon den Schlafanzug an. Es war so eine Erleichterung, sie bei uns zu haben, ich weiß ehrlich nicht, wie ich sonst klargekommen wäre. ~ **Lucy Atkinson**

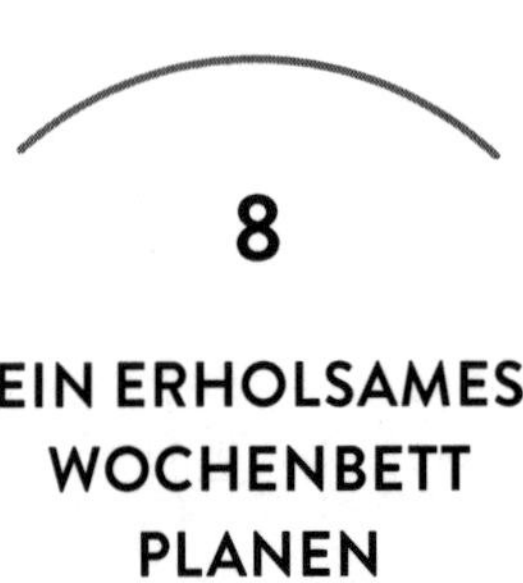

8 EIN ERHOLSAMES WOCHENBETT PLANEN

Wellness im Wochenbett wird häufig als Abnehmen missverstanden, tatsächlich jedoch braucht der Körper einer jungen Mutter sorgfältige Aufmerksamkeit, um sich zu erholen und zu genesen, und zwar in Form von stärkendem Essen, Ruhe und Unterstützung. ~ **Crystal Karges**, Ernährungsberaterin

Das Wochenbett ist eine Reise zurück zu dir selbst. Du bist wieder allein in deinem Körper. Du wirst nie wieder die Gleiche sein wie früher, du bist stärker als zuvor. ~ **Amethyst Joy**

Warum sollte man die Erholung im Wochenbett planen? Jojo Hogan, Doula und Gründerin der Bewegung *Slow Postpartum* (Langsames Wochenbett) hat eine wunderbare Analogie zur Hochzeit geschaffen:

Wenn eine Geburt wie ein Hochzeitstag ist (viel Planung, hohe Erwartungen, im Mittelpunkt stehen, dauert etwa einen Tag, am Ende bekommt man etwas Besonderes), dann sollte das Wochenbett den Flitterwochen ähneln (ebenso aufwendige Planungen und Investitionen. Zeit, Raum und Privatsphäre, um sich zu entspannen, die Bindung zu stärken und sich zu verlieben. Viele Menschen und Dienstleistungen ringsherum, die sich um dich kümmern und auf dich achten, und eine friedliche, wohltuende Umgebung, in der für einige Tage oder Wochen alle deine Bedürfnisse erfüllt werden).

Es lohnt sich also, genauso, wie du deine Flitterwochen nach der Hochzeit planen würdest, auch Pläne für die Flitterwochen mit deinem Baby aufzustellen. Wie bei den Geburtsplänen geht es auch hier nicht darum, sich unwiderruflich festzulegen. Das Geheimnis liegt nicht im fertigen Plan, sondern im Planungsprozess, in dem du Möglichkeiten sondierst und dich informierst, um die Zeit im Wochenbett so positiv wie möglich zu gestalten, ganz gleich, was auf dich zukommt. Du kannst im Vorhinein nicht wissen, wie du dich nach der Geburt fühlen wirst oder welche Tiefschläge das Leben dir vielleicht beschert, daher lohnt es sich, sämtliche Alternativen zu durchdenken. Auf diese Weise hast du dann, unabhängig davon, wie dein Baby auf die Welt kommt und wie es dir geht, wenn du mit dem Neugeborenen wieder zu Hause bist, in jedem Fall eine gewisse Unterstützung vorbereitet.

Als Geburtsbegleiterin habe ich vielen Frauen dabei geholfen, drei Pläne auszuarbeiten: einen für die ideale Geburt, einen für Tiefschläge (zum Beispiel eine Veränderung des Geburtsortes, die Einleitung der Wehen oder eine Saugglocken- oder Zangengeburt) und einen für den Fall eines Kaiserschnitts. Ich erinnere mich lebhaft an ein Paar, das meinen Geburtsvorbereitungskurs besuchte. Der Geburtstermin ging vorüber, und die beiden wurden gedrängt, einer Einleitung zuzustimmen. Als die Wehen kamen, engagierten sie mich als Doula, und ich durfte bei der Schnittgeburt mit in den OP (unsere Klinik hier hält sich normalerweise strikt an die Regel, nur eine Person als Begleitung im OP zu erlauben). Ich hatte das Paar erst während der Wehen zu Hause und dann viele Stunden lang im Geburtshaus betreut, doch das Baby kam nicht. Die werdenden Eltern hatten bestimmte Wünsche für die Geburt, und eine freundliche Ärztin kam von der Geburtsstation herunter, um mit ihnen zu sprechen. Weil die Verlegung in ziemlicher Eile geschah, konnten wir unsere Taschen nicht mitnehmen. Zum Glück hatte ich eine Kopie der Pläne für die Geburt in meiner Handtasche. Ich holte sie heraus, und die Ärztin las, welche Präferenzen die werdenden Eltern hatten, und willigte ein, alles zu unterstützen. Zudem sorgte eine hilfsbereite Hebamme dafür, dass das ganze OP-Team den Plan las, den die Eltern für den Fall eines Kaiserschnitts aufgestellt hatten, und diese Hebamme handelte auch aus, dass ich im OP dabei sein durfte. Es war eine sehr schöne Geburt. Fast unmittelbar danach wurde das Baby der Mutter zum Hautkontakt auf die Brust gelegt, und die beiden befanden sich in einer wohltuenden Oxytocinblase. Als ich mich nach der Geburt mit den Eltern traf, sagte die Mutter: »Als du vorgeschlagen hast, dass wir einen Plan für eine Geburt per Kaiserschnitt schreiben, hat mir das gar nicht gefallen. Aber letztlich hat es dazu geführt, dass wir ein sehr positives Geburtserlebnis hatten, denn wir hatten das Gefühl, dass wir angehört und respektiert wurden.«

Das zeigt, dass du, was auch immer auf dich zukommt, in einer besseren Position bist, wenn du möglichst viele Szenarien erkundest und deine Ideen aufschreibst, wie du nach der Geburt Ruhe, gute Ernährung, körperliche Regeneration und soziale Unterstützung bekommen kannst.

Vielleicht begegnest du Menschen, die derartige Pläne und deine diesbezüglichen Ideen nicht ernst nehmen. »Eine Geburt ist nicht planbar« wird häufig gesagt, um Geburtspläne zu verwerfen. Weil das Konzept eines Plans für das Wochenbett sogar noch neuer ist, stößt du damit vielleicht auf Ablehnung. Vielleicht sagt jemand: »Du kannst die Erholung im Wochenbett nicht planen« oder »Sowas brauchst du nicht«. Deshalb solltest du sorgsam auswählen, wer zu deinem Helferinnenteam gehören wird, und mit wem du über deine Pläne sprichst, und deine Wahl davon abhängig machen, ob die Person dich unterstützt oder deine Planungen abtut.

Ein weiterer wichtiger Punkt ist der Umgang mit Besuch. Er kann sich auf alle Aspekte deiner Erholung auswirken, im Guten wie im Schlechten. Besuch kann verhindern, dass du dich ausruhst, oder, ganz im Gegensatz dazu, Hausarbeiten übernehmen. Das Thema bietet Konfliktstoff, denn in einer Welt, in der Tätigsein und »zurück zur Normalität« glorifiziert werden, habe ich häufig erlebt, dass junge Mütter bei dem Gedanken, sich auszuruhen oder Besuch abzuweisen, ein schlechtes Gewissen bekommen. Als Doula war ich jedoch auch Zeugin, wie erschöpft Wöchnerinnen nach einem Strom von in keiner Weise hilfreichen Besucherinnen und Besuchern waren und wie junge Eltern sich in ihrem Bemühen um eine Situation, in der sie ihr Neugeborenes in Ruhe kennenlernen konnten, missachtet fühlten. Außerdem kann es sehr kompliziert werden, wenn Verwandte aus dem Ausland kommen und bei dir wohnen – es sei denn, sie unterstützen deine Entscheidungen ohne Wenn und Aber.

Die Albtraumbesucher für junge Eltern kommen ganz bald nach der Geburt (manchmal sogar in die Klinik oder ins Geburtshaus), und zwar unangemeldet. Sie bringen ein symbolisches Geschenk für das Baby mit, aber nichts, was du selbst gebrauchen könntest. Sie erwarten, dass du sie bedienst, und wollen das Baby knuddeln, auch wenn du in diesem frühen Stadium vielleicht gar nicht damit einverstanden bist. Sie geben eine Menge »gut gemeinte« Ratschläge, weil du angeblich alles falsch machst, und untergraben dein ohnehin schon brüchiges Vertrauen in deine eigenen mütterlichen Fähigkeiten. Wenn sie wieder gehen, hast du deinen dringend benötigten Mittagsschlaf verpasst, dein Baby ist quengelig, weil es von zu vielen Fremden angefasst wurde, deine Wohnung ist voller Krümel und schmutziger Tassen und Teller, und du bist physisch und psychisch erschöpft. Die Traumbesucher hingegen fragen nach, wann den jungen Eltern ein Besuch passen würde, sie respektieren euer Bedürfnis, nach der Geburt ein paar Tage für euch zu haben, bringen Essen und einen Gutschein für eine Massage mit, machen Tee und einen Snack, knuddeln das Baby nur, wenn du es ihnen anbietest, und schicken dich vielleicht zu einem Nickerchen ins Bett oder zu einem Bad in die Wanne. Während du dich ausruhst, waschen sie eine Maschine Wäsche oder spülen, und wenn sie wieder gehen, nehmen sie den Müll mit nach draußen.

Anstrengenden Besuch abzuwehren kann herausfordernd sein. Vielleicht klappt es besser, wenn du schon vor der Geburt über deine Erwartungen sprichst. Wenn du keinen Besuch haben, aber auch niemanden vor den Kopf stoßen möchtest, ist es vielleicht hilfreich, einen Zettel mit »Junge Mutter und Baby schlafen gerade« an die Tür zu heften. Eine andere Möglichkeit ist, im Bett oder zumindest im Schlafanzug zu bleiben.

Wir hatte einen Monat lang überhaupt keinen Besuch, abgesehen von meiner Doula und meiner Mutter, die bei der Betreuung der Geschwister half und die Wäsche machte. Wir waren Verwandten und Freunden gegenüber freundlich, aber sehr deutlich, und alle zeigten sich überraschend verständnisvoll. Ich finde es traurig, dass es drei Babys brauchte, bis ich genügend Selbstvertrauen besaß, um die Bedürfnisse unserer Familie an erste Stelle zu setzen. Das machte meine Erholung so viel einfacher, und für die älte-

ren Kinder war der Übergang in das Leben mit dem neuen Geschwisterchen viel schöner. ~ Phyllida Warmington

Mein Mann und ich sind beide Niederländer, daher leben unsere Familien im Ausland. Meine Mutter war bei der Geburt dabei (auf unseren Wunsch hin) und unterstützte mich und meinen Mann während der Wehen. Nach der Geburt machte sie die Wäsche und half mir bei der Gewöhnung ans Stillen. Die übrige Familie kam zwei Tage nach der Geburt meiner Tochter, und alle respektierten meine Privatsphäre. Die Schwiegereltern gaben mir Raum, sie verließen das Zimmer, während ich stillte, und versorgten uns während der ganzen Zeit mit Essen und Getränken. Meine Mutter kümmerte sich vor allem um mich, unterstützte mich und tat alles, worum ich sie bat. Freundinnen und Freunde fragten jedes Mal, bevor sie vorbeikamen, und drängten nicht. Sie blieben nicht zu lange und erkundigten sich immer, wie es mir ging. Die Mitarbeiterinnen des Gesundheitsdienstes waren wirklich hilfreich und sorgten dafür, dass ich gut klarkam, sie halfen uns beim Co-Sleeping, und unterstützten mich beim Stillen. Meine Tochter hatte ein zu kurzes Zungenbändchen. Wir ließen es privat von einer Hebamme durchtrennen, die mich anschließend wiederum dabei unterstützte, das Baby richtig anzulegen. Auch meine Gruppe aus dem Geburtsvorbereitungskurs war toll, alle haben sich zu jeder Tages- und Nachtzeit umeinander gekümmert! ~ Fiona Mulder

Die richtigen Leute – diejenigen, die begreifen, was junge Eltern brauchen – können die Zeit des Wochenbetts zu einem sehr positiven Erlebnis machen.

Als Doula werde ich auch von Frauen aus den Niederlanden zur Unterstützung im Wochenbett engagiert. Für Niederländerinnen ist es nicht ungewöhnlich, sich von Doulas helfen zu lassen, denn ihr Land ist das einzige, das ich kenne, dessen Gesundheitssystem eine Unterstützung der Wöchnerinnen vorsieht. Dieser medizinische Dienst nennt sich *Kraamzorg*. Eine *Kraamverzorgste* ist eine Mischung zwischen einer Doula und einer Mütterpflegerin. Sie übernimmt nach der Geburt den Haushalt der Wöchnerin und hilft auch bei der medizinischen Versorgung von Mutter und Säugling. Weil das in Holland selbstverständlich ist, erwarten die Niederländerinnen eine nachgeburtliche Betreuung. Daher sind sie eher geneigt, im Voraus für das Wochenbett zu planen und Hilfe zu engagieren.

Hier kommen Berichte von Frauen, die für die Erholung im Wochenbett Pläne entwarfen:

> *Warum Erholung im Wochenbett wichtig ist und wie ich sie geplant habe? Eigentlich ganz einfach … weil ich in meinem Körper ein Baby trage. Es wächst, und ich ernähre und versorge es. Ein kleiner Mensch in mir. Nachgeburtliche Erholung ist kein Luxus. Kein Verwöhnprogramm, sondern ein Muss für uns und für den Übergang unserer Kleinen in diese Welt. Vor fünf Tagen habe ich meine dritte kleine Prinzessin geboren. Ich habe meine Erholung im Wochenbett sorgfältiger geplant als alle Vorbereitungen für Schwangerschaft und Geburt, damit ich richtig genesen und meine Kinder betreuen kann, und weil ich ein besseres Gefühl zu mir selbst haben wollte.* ~ **Seema Barua**

> *Bei meinem ersten Kind habe ich überhaupt nicht über die Zeit nach der Geburt nachgedacht und auch keinen Plan dafür aufgestellt. Ich habe mich ganz und gar auf die Schwangerschaft und die Geburt konzentriert und auf die nötigen Einkäufe für ein Baby. Im Rückblick hätte ich nach dieser unglaublichen Veränderung Zeit und Raum gebraucht, um einfach zu »sein«. Um herauszufinden, wer ich war, nachdem ich ein Baby zur Welt gebracht hatte, um*

auszuruhen, zu regenerieren und mich nicht so zu fühlen, als müsste ich mich und mein Neugeborenes sofort nach draußen in die Welt werfen und »wieder mein altes Selbst« werden. Das Zeichen dafür war ein heftiges Ringen mit Erschöpfung, Wochenbettdepression und Angst. Auf einmal hatte ich das Gefühl, dass einfache Aufgaben, wie ein Essen zu kochen, unglaublich anstrengend wurden. Und dass ich mein Baby in einem fremden Land bekommen hatte, weit entfernt von meinem Zuhause und meiner Familie, machte es noch schwieriger.

Kürzlich habe ich mein zweites Kind geboren, und dieses Mal gab es drei große Unterschiede: Erstens war ich in meiner Heimatstadt, umgeben von Verwandten und Freundinnen, die uns unterstützen konnten. Zweitens organisierte mein Mann eine Babyparty und bat alle Gäste, eine Mahlzeit für den Gefrierschrank mitzubringen. Inzwischen ist mein Baby 10 Wochen alt, und wir genießen diese Mahlzeiten, die liebevoll zubereitet wurden, immer noch. Der dritte Grund ist, dass ich in meine Erholung investierte. Ich plante Behandlungen für die Zeit nach der Geburt, machte Termine bei einer Physiotherapeutin, um Hilfe bei der Wiederherstellung meines Körpers zu erhalten, und plante, mir Unterstützung für mein mentales und emotionales Wohlbefinden zu suchen. Und das hat mir den Raum gegeben, den ich brauchte, um langsamer zu machen und meine Verwandlung von der Mutter eines Kindes zur zweifachen Mutter bewusst zu erleben und mich darauf einzulassen.

Meine psychischen Probleme existieren nach wie vor, sind aber bei weitem nicht mehr so schlimm wie nach der ersten Geburt, und ich fühle mich dieses Mal viel besser gerüstet, weil ich vorgeplant und um Hilfe gebeten habe.

Wenn du als junge Mutter ebenfalls Schwierigkeiten hast, ganz gleich ob das nach der ersten oder nach der vierten Geburt ist, bist du nicht allein. Und zweitens, falls du gerade schwanger bist, hoffe ich, dass mein Bericht dich inspiriert, zusätzlich zu deinem Plan für die Geburt auch einen Plan für die Erholung im Wochenbett aufzustellen. Mache dir bewusst, dass es in Ordnung ist, um Hilfe zu bitten und dich unterstützen zu lassen. ~ **Megs Lassaline**

Nachdem ich mein Kind geboren hatte, blieb ich 10 Wochen bei meinen Schwiegereltern. Sie waren sehr hilfreich. Sie bereiteten alle Mahlzeiten für mich zu und kochten mir spezielles Essen für das »Monatssitzen«, um meine Erholung zu fördern. Sie halfen mir tagsüber auch mit der Betreuung des Babys, sodass ich mich ausruhen konnte. Mein Baby musste viel getragen werden. Dabei wechselten meine Schwiegereltern sich ab, und sie wiegten die Kleine in den Schlaf. Ich hatte mich entschieden, bei ihnen zu bleiben, weil ich zum ersten Mal Mutter geworden war und mir nicht sicher war, ob ich mit dem Stress, ein Neugeborenes zu versorgen, klarkommen würde. Über diese Entscheidung bin ich froh. Ich kam sehr schnell wieder zu Kräften, und meine Freundinnen waren erstaunt, wie rasch ich mich erholte. In der Zeit nach der Geburt bekam ich von Sophie regelmäßig Schließungs-Massagen, die entspannend und wohltuend waren. Diese Massagen halfen, die Schmerzen im Becken und in den Muskeln zu lindern. Ich empfehle Sophies Rebozo-Massagen sehr. ~ **Sharon Cheung**

Einen Plan für die Erholung im Wochenbett entwerfen

Mir ist klar, dass ich dir vorschlage, einen Plan für etwas aufzustellen, das du vielleicht noch nie erfahren hast und nicht vorhersehen kannst. Du kannst nicht wissen, wie es dir nach der Geburt gehen wird. Das macht aber nichts, denn wie dein Wochenbett sich auch entwickeln mag, die elementaren Bedürfnisse einer Wöchnerin sind stets dieselben.

Wenn du deinen Plan verfasst, solltest du daran denken, dass alles positive und negative Aspekte hat. So wie Besuch ein Segen oder eine Störung sein kann, so können auch deine Ernährung, deine Pläne für das Ausruhen, die soziale Unterstützung usw. zwei Seiten haben.

Im Hinblick auf die vier Eckpfeiler der nachgeburtlichen Erholung – Ausruhen, Ernährung, körperliche Regeneration und soziale Unterstützung – und auf das, was dir persönlich wichtig ist, überlege dir, wie du dir nach der Geburt selbst helfen kannst und wer dir tatkräftig zur Seite stehen könnte. Es ist sinnvoll, sämtliche möglicherweise hilfreichen Ideen und alle Menschen, die du um Unterstützung bitten könntest, aufzulisten. Vielleicht hilft es dir auch, statt einer Liste einen Wortigel oder eine Mindmap anzufertigen. Dabei könntest du Stifte in verschiedenen Farben verwenden. Als Erstes schreibst du »Meine Erholung nach der Geburt« in die Mitte, dann die vier oben erwähnten Eckpfeiler dazu, und nun notierst du dir, wie du sicherstellen kannst, dass jeder Eckpfeiler möglichst optimal berücksichtigt wird und wer dir dabei helfen könnte. Es wird Überschneidungen geben, aber das macht nichts. Du kannst auch Mütter aus deinem Bekanntenkreis fragen, was ihnen im Wochenbett am meisten geholfen hat. Vielleicht haben sie Ideen, auf die du noch nicht gekommen bist, außerdem helfen solche Gespräche dir herauszufinden, was für dich persönlich wichtig ist. Eine weitere Möglichkeit ist, ein Vision Board, auch Zielcollage genannt, für dein Wochenbett anfertigen. Dazu kannst du zum Beispiel Fotos aus Zeitschriften ausschneiden und auf eine Pappe kleben.

Nachdem du die erste Fassung deines Plans geschrieben hast, kann es nützlich sein, wenn du ein oder zwei erfahrene Mütter bittest, den Plan mit dir durchzugehen. Achte darauf, dass du Frauen aussuchst, die dich unterstützen! Wenn du eine Doula hast, ist sie die ideale Wahl.

Für wie lange solltest du planen? Da die meisten Kulturen auf der Welt für das Wochenbett normalerweise eine Zeit von 30 bis 40 Tagen vorsehen, empfehle ich dir, dieses Ziel anzustreben. Aber jede Zeitspanne, auch wenn sie wesentlich kürzer ist, ist wertvoll. Wenn du also nur für zwei oder auch nur für eine Woche planen kannst, ist auch das sehr gut, denn diese Tage werden deinen Regenerationsprozess und dein Wohlbefinden deutlich verbessern.

Folgende Stichworte können dir bei der Erstellung deines Wortigels oder deiner Mindmap helfen:

Ausruhen

- Hilfe im Haushalt (Kochen, Putzen, Betreuung der anderen Kinder usw.). Stelle eine Liste mit möglichen Helferinnen und Helfern auf.
- Besuch: Mache eine Liste aller Personen, die du erwartest, und überlege dir, wie du ihre Besuche so organisieren kannst, dass sie dich nicht beim Ausruhen stören. Schreibe einen Zettel mit »Junge Mutter und Baby schlafen gerade« für die Tür.
- Nickerchen/Schlaf: wenn das Baby schläft/früh schlafen gehen/mit dem Baby schlafen
- Entspannung: Techniken und Apps

Ernährung

- Koche große Mengen vor und friere die Gerichte ein
- Wer könnte dir Essen kochen/bringen?

- Informiere dich über Lieferservice (Supermärkte, Essen zum Mitnehmen, tiefgefroren, frisch gekocht, Kochboxen)
- Besorge nahrhafte, unverderbliche Snacks
- Verwende ein Tragetuch, damit du die Hände frei hast, um selbst Essen zuzubereiten

Körperliche Regeneration

- Massagen/Schließungs-Ritual
- Behandlungen von Spezialistinnen wie Osteopathinnen, Chiropraktikerinnen und Physiotherapeutinnen
- Wickel für Becken/Bauch
- Warm halten

Soziale Unterstützung

- Freundinnen und Freunde, Verwandte, Nachbarinnen
- Bezahlte Hilfe (Doula, Kinderfrau, Putzhilfe …)
- Online-Unterstützung (Gruppen in sozialen Medien, WhatsApp-Gruppen …)

Planen für Ungeplantes

- Mit möglichen Tiefschlägen umgehen, zum Beispiel mit einem ungeplanten Kaiserschnitt und wie dein Wochenbett danach aussehen könnte (in dem Buch *Why Caesarean Matters* von C. Goggin findest du ein großartiges Kapitel darüber), oder mit einem langen Klinikaufenthalt nach der Geburt oder wenn dein Baby eine Weile auf der Neugeborenen-Intensivstation bleiben muss.

Geschenke

- Bitte die Leute, die dir etwas schenken möchten, um Unterstützung im Wochenbett.
- Schreibe eine Wunschliste: Mahlzeiten vorbeibringen, eine Doula, Gutscheine für Massagen usw.

Mother Blessing

Ein *Mother Blessing,* auch *Blessing Way* oder *Blessingway* genannt, ist eine wunderbare Art, dich selbst statt des Babys zum Mittelpunkt zu machen. Ein Kreis von Freundinnen und Freunden versammelt sich, um die werdende Mutter in festlichem Rahmen zu würdigen, zu verwöhnen und zu feiern. Hier sind einige Ideen dafür:

- Jeder Gast bringt als Symbol der guten Wünsche für die Geburt eine Perle mit, und fädelt sie auf eine Halskette, welche die Mutter während der Geburt als Fokus verwenden kann.
- Gib ein Garnknäuel im Kreis herum. Alle können sich ein Stück davon um ein Handgelenk binden und es tragen, bis das Baby auf der Welt ist.
- Gib jedem Gast ein Teelicht, das angezündet werden soll, wenn die Wehen beginnen.
- Schenke der Mutter eine Hand- oder Fußmassage.
- Lest Texte oder Gedichte, singt Lieder, spielt Musik.
- Macht eine Collage aus alten Zeitschriften, um die Wünsche für die Geburt oder für das Wochenbett darzustellen.

Dieses *Mother Blessing* ist der ideale Zeitpunkt, um sich Geschenke oder Unterstützung für das Wochenbett zu wünschen, etwa die Anlieferung von Mahlzeiten oder Hilfe, wenn du sie brauchst. Manche Frauen stellen eine Wunschliste auf und bitten die Gäste, ihre Namen hinter einen oder mehrere der Wünsche zu schreiben, oder aber die Freundinnen bringen nach der Geburt Geschenke und Gutscheine für die Wöchnerin mit. Eine besondere Idee ist es, den Freundeskreis einige Wochen nach der Geburt wieder zu versammeln, um die junge Mutter zu feiern (und weitere Geschenke und Mahlzeiten mitzubringen).

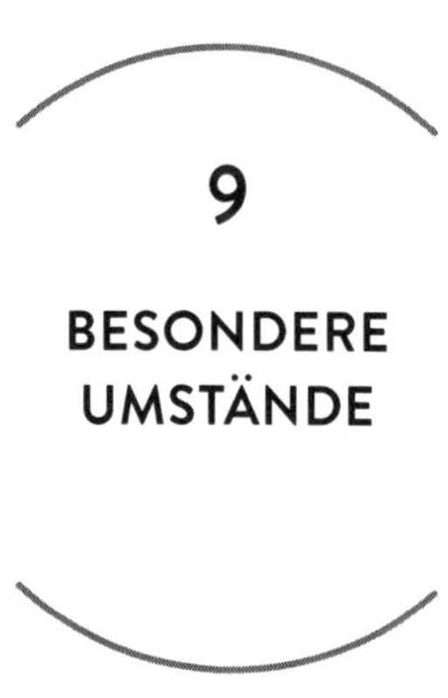

9

BESONDERE UMSTÄNDE

Wir erfreuen uns an der Schönheit des Schmetterlings, erkennen aber selten an, welche Verwandlungen er durchgemacht hat, um diese Schönheit zu erlangen. ~ **Maya Angelou**, Schriftstellerin, Wissenschaftlerin, Bürgerrechtlerin

Wie merkwürdig, dass das Wesen des Lebens Veränderung ist, es aber im Wesen des Menschen liegt, sich gegen Veränderungen zu sträuben. Und wie paradox, dass gerade die schwierigen Zeiten, in denen wir fürchten, sie könnten uns vernichten, diejenigen sind, die uns aufbrechen und uns helfen, zu dem Menschen zu erblühen, zu dem wir bestimmt sind. ~ **Elizabeth Lesser**, Autorin, Mitbegründerin des Omega Institute

Bist du alleinerziehende Mutter?

Ich bin der Ansicht, dass dir in diesem Fall vielleicht sogar noch mehr Unterstützung zusteht und dass du auch mehr Hilfe brauchst als eine Frau, die einen Partner oder eine Partnerin hat. Es lohnt sich daher wirklich für dich, einen Plan für die Erholung im Wochenbett aufzustellen und um Hilfe zu bitten und/oder Hilfe zu engagieren, wenn du dir das leisten kannst. Es gibt verschiedene Stiftungen, die Hilfe für Alleinerziehende anbieten, einige davon sind am Ende des Buches aufgelistet.

Hier einige Aussagen von alleinstehenden Müttern:

> *Als Ollie geboren wurde, wohnte ich bei meiner Mutter, denn mein Ex und ich waren noch dabei, unser Haus zu verkaufen. Das Zusammenleben mit meiner Mutter und meinem Stiefvater war super, denn es bedeutete, dass ich bei den praktischen Veränderungen, die mit der Geburt meines dritten Kindes auf mich zukamen, Unterstützung hatte. Ich habe mich dagegen gewehrt, ihre Hilfe anzunehmen, weil ich hartnäckig davon überzeugt war, dass ich alles allein hätte schaffen sollen, aber rückblickend bin ich sehr dankbar, dass sie da waren und mir ein paar Wochen lang ermöglichten zu lernen, Mutter von drei Kindern zu sein, bevor ich dann in eine eigene Wohnung zog und auf mich gestellt war.* ~ **Tara Bungard**

> *Ich hatte geplant, die ersten paar Wochen/Monate im Bett zu verbringen, falls ich den Wunsch haben sollte, und das war großartig. Da ich keine anderen Verpflichtungen hatte, denen ich nachkommen musste, war es herrlich, alleinstehende Mutter zu sein. Verglichen mit vielen meiner Freundinnen hatte ich ein wunderbares erstes Jahr, denn die anderen Frauen mussten stets auch die Bedürfnisse ihrer Partner berücksichtigen, was in vieler Hinsicht an-*

strengender war als meine Situation. Eine Doula half mir. Auch meine Mutter zur Seite zu haben, die kochte und die Wäsche machte, war toll. ~ Anonym

Als ich beschloss, ein zweites Kind zu bekommen, wusste ich, dass ich das hauptsächlich allein würde stemmen müssen. Für drei Tage war jemand bei mir zu Hause, wo ich geboren hatte. In der folgenden Woche hatte ich es so organisiert, das verschiedene Freundinnen kamen und mir beistanden. Als ausgesprochen unabhängiger Frau fiel es mir unglaublich schwer, mich auf andere zu stützen. Meine Rettung war, dass ich Tragetücher verwendete und akzeptierte, dass meine Prioritäten darin bestanden, eine Bindung an das Neugeborene aufzubauen, mich auszuruhen und dabei möglichst gut ein vierjähriges Kind zu versorgen. Jetzt, fünf Jahre später, staune ich darüber, wie ich es geschafft habe zu funktionieren, während ich mich körperlich erholte. Falls ich noch ein Kind bekäme, würde ich das auf jeden Fall anders organisieren. Ich würde mir mehr praktische Unterstützung holen und außerdem für mich selbst und für mein Baby mehr Hilfe von Therapeutinnen planen, um den Körper wieder ins Lot zu bringen, und versuchen, eine Doula für die Zeit nach der Geburt zu engagieren oder aber meine Mutter bitten, für einen Monat zu kommen – oder auch für drei! ~ Lorette Michallon

Ich hatte eine Doula für die Geburt und setzte Hypnobirthing ein, was mir während der Geburt tatsächlich mehr Kraft gab. Ich musste wirklich kämpfen, finanziell, praktisch (keine meiner gleichaltrigen Freundinnen hatte damals Kinder, und ich hatte null Ahnung) und psychisch. Ich verlor meinen Freundeskreis, denn niemand hatte Verständnis für Babys. Im ersten Monat hatte ich weder Internet noch Fernsehen. Meine Doula schickte mir Links zu

Artikeln, aber ich hatte kein Netz und daher keinen Zugang dazu. Schließlich zog ich für ein Jahr in eine Einliegerwohnung im Haus meiner Eltern. Was mich vor dem Ausrasten bewahrte, waren Treffen mit anderen Müttern in Babygruppen und die Ausbildung im Babytragen und im Hypnobirthing – allerdings war auch das eine große Herausforderung, weil die Kinderbetreuung fehlte, daher brauchte ich dazu viel länger, als wenn ein zweiter Elternteil beteiligt gewesen wäre, außerdem kostete es meine Ersparnisse, und in den Jahren als alleinerziehende Mutter verdiente ich nichts. Als Unterstützung hätten mir geholfen: Zubereitung von Mahlzeiten, soziale Kontakte, Kennenlernen anderer alleinstehender Eltern, jemand, die oder der das Baby übernommen hätte, während ich mich wusch/Hausarbeiten erledigte, jemand der gesagt hätte: »Es ist in Ordnung, wenn du die Bedürfnisse des Babys gegen deine eigenen Bedürfnisse abwägst.« Ich versuchte, mich tapfer zu geben: »Ich schaffe das«, indem ich Dinge unternahm, von denen ich wusste, dass sie schwierig sein würden, zum Beispiel besuchte ich Festivals, reiste weite Strecken, um Freundinnen zu treffen … Ich würde das nicht wieder tun, wenn ich noch einmal in der Situation wäre. ~ **Anonym**

Ich hatte (dummerweise) absolut gar nichts vorbereitet. Als mein kleiner Mann eine Woche alt war und ich Mastitits hatte, rief ich unter Tränen meine Mutter an, und sie kam und holte uns ab. In den nächsten sechs Wochen wohnten wir bei ihr. Ich wünschte, ich hätte vor seiner Geburt mehr geplant. Eigentlich wünschte ich, ich hätte mir nach der Geburt eine Doula leisten können! ~ **Emma Crossley**

Wenn dein Baby auf die Neugeborenen-Intensivstation muss oder du länger als erwartet in der Klinik bleibst

Wenn ich Eltern zur Seite stand, die eine Weile in der Klinik bleiben mussten oder deren Baby auf der Neugeborenen-Intensivstation war, baten sie mich meistens, die Hilfeleistungen, für die sie mich engagiert hatten, bis zu ihrer Heimkehr zu verschieben. Ich verstehe diese Entscheidung: Schließlich gibt es im Krankenhaus medizinisches Personal, das die Patientinnen betreut, daher kann man leicht auf den Gedanken kommen, dass man dort keine Unterstützung benötigt. Doch meiner Erfahrung nach sind lange Klinikaufenthalte nur selten entspannend. Auf der Station für Geburtshilfe liegst du möglicherweise in einem Mehrbettzimmer, sodass du von anderen Frauen und Babys und ihrem Besuch umgeben bist. Wahrscheinlich wirst du medizinisch behandelt (zum Beispiel bekommen du oder dein Baby intravenös Antibiotika verabreicht), was regelmäßige Besuche von Hebammen und/oder Ärztinnen beinhaltet. Ähnlich kann, falls dein Baby auf der Intensivstation ist, die Betreuung deinen ganzen Tag in Anspruch nehmen. In diesen Situationen kann der Krankenhausalltag dich leicht so sehr beanspruchen, dass du vergisst, auf dich selbst zu achten, dich nicht gut ernährst und dich tagsüber nicht ausruhst. Der Bundesverband *Das frühgeborene Kind e.V.* sagt:

> *Die vorzeitige Geburt eines Kindes sorgt für viele Fragen und Unsicherheiten bei seinen Eltern. Darüber hinaus bedeutet die vorzeitige Geburt eines sogenannten Frühchens aber auch Veränderungen für möglicherweise bereits vorhandene ältere Geschwister, nicht nur was deren bisherige Rolle in der Familie betrifft.*

In Deutschland steht Müttern von Frühchen ein erweiterter Mutterschutz von 12 Wochen zu. Es besteht die Möglichkeit von finanzieller Unterstützung durch die Krankenkasse.

So können auf Antrag zum Beispiel Fahrtkosten zur Klinik und eine Haushaltshilfe bzw. die Betreuung von Geschwisterkindern übernommen werden. Ebenfalls eine Regelleistung der Krankenkasse ist die sozialmedizinische Nachsorge. Hier unterstützen Fachkräfte die Frühchen-Eltern in der ersten Zeit nach der Entlassung aus dem Krankenhaus zu Hause. Auch im Rahmen des Programms »Frühe Hilfen« können Familien mit Frühchen zu Hause unterstützt und begleitet werden. Hier sind einige Aussagen von Müttern zu dieser Erfahrung:

Als ich mein zweites Kind im Krankenhaus bekam, musste es auf die Neugeborenen-Intensivstation. Die Klinik versuchte, mich ebenfalls unterzubringen, aber letztlich zog ich bloß von einer Station auf die nächste um. Mein Mann wohnte mit unserem ältesten Jungen bei einem Freund, daher war es schwierig für uns, Zeit zusammen zu verbringen. Wir warteten darauf, dass in der Klinik ein Familienzimmer frei wurde, aber irgendwann wurde ich in einem Apartment auf dem Klinikgelände untergebracht, in einem Hochhaus, von dem es gute 10 Minuten Fußweg zur Intensivstation waren, und ich weiß noch, dass ich einfach in Tränen ausbrach, weil es so schrecklich war, so weit weg von allen anderen festzuhängen. Ich konnte nicht besonders gut sitzen, weil ich nach dem Dammschnitt Schmerzen hatte, daher konnte ich mich, wenn ich meinen kleinen Sohn besuchte, nicht hinsetzen. Ich erinnere mich, dass ich ständig auf Wanderschaft war, von meinem Apartment zur Neugeborenen-Intensivstation zu dem Zimmer, in dem ich meine Milch abpumpte und weiter zum Getränkeautomaten, es war sehr anstrengend. Im Rückblick wäre es vielleicht besser gewesen, wenn ich auch bei dem Freund gewohnt hätte, aber ich war nicht in der Verfassung, vernünftig über irgendetwas nachzudenken. ~ **Rosie Dhoopun**

Es ist der zehnte Tag. Wir wurden von der Neugeborenen-Intensivstation auf die Frühchenstation verlegt. Seit ich meinen Notkaiserschnitt hatte, habe ich nicht mehr als drei Stunden pro Tag geschlafen und 2,3 Liter Blut verloren. Gerade als ich in der Einschlafphase bin, rollen sie meinen Sohn herein. Jetzt muss ich mich um ihn kümmern. Ich bin halb wahnsinnig vor Erschöpfung. Ich finde, dass es auf der Neugeborenen-Intensivstation und auf der Frühchenstation unbedingt Doulas geben muss. Mein Mann war bei meinem älteren Kind, ich war »entlassen«, wohnte aber in einem Nebenraum auf der Frühchenstation. Niemand kümmerte sich in irgendeiner Weise um mich. ~ **Zelle Baggaley**

Die erste Woche auf einer Neugeborenen-Intensivstation kann einem richtig an die Nieren gehen. Du beobachtest dein Baby, das an Kabel angeschlossen ist, überall piepen Maschinen, und es sind Tage voller Tränen, Angst und Unsicherheit. Von Beginn der zweiten Woche an nimmst du kaum noch etwas zu dir und lebst nur von einer Menge Adrenalin, weil du fest entschlossen bist, dein Baby sicher nach Hause zu bringen, und zwar so bald wie möglich. Du isst nicht richtig, trinkst nicht richtig, ruhst dich nicht aus und kümmerst dich überhaupt nicht mehr um dich selbst. Die Krankenschwestern sind einmalig, sie hören sich alle deine Befürchtungen und Fragen an und tun ihr Bestes, um dir zu helfen und rund um die Uhr dein Baby zu versorgen. Doch abgesehen von den Gesprächen, die du zwischen den Visiten ergattern kannst, gibt es für die beiden Eltern während dieser Zeit sehr wenig Unterstützung. Mehrmals konnte ich sehen, dass mein Mann an seiner Grenze war, und als ich um Hilfe bat, sagte man auf der Station, dass es früher psychologische Betreuung für Eltern gegeben habe, die aber aufgrund von Budgetkürzungen gestrichen wor-

den sei. Was ich mir mehr wünschte als alles andere, war Unterstützung auf der Station. Eine Person, der man Fragen stellen konnte, bei der man sich aussprechen konnte und die uns geholfen hätte, auf uns selbst zu achten. Es ist schwer. Das ist gar keine Frage. Aber wenn du ein gutes Netzwerk hast, das dich unterstützt, hilft dir das viel mehr, als dir bewusst ist. ~ **Katie Fountain**

Unterstützung durch Verwandte und andere Betreuerinnen: Eine Doula ist unverzichtbar, wenn du Babys auf der Intensivstation hast. Die Anspannung und der Stress, unter dem du stehst, ist enorm, und jede kleine Hilfe wird gebraucht. Einfach zu wissen, dass meine Schwiegermutter mich jeden Tag hinfuhr und wieder abholte, nahm mir ganz viel Druck, und mein Partner, der noch arbeitete, brachte unseren Ältesten in die Kinderkrippe und holte ihn wieder ab. Meine Doula zu haben, die ich kontaktieren und mit der ich alles besprechen konnte, war toll. ~ **Claire Walker**

Es ist unwahrscheinlich, dass du Zeit für Vorbereitungen hast, falls ein längerer Aufenthalt in der Klinik oder auf der Neugeborenen-Intensivstation notwendig wird, daher möchte ich dir raten, auch dafür vorzuplanen. Hier gelten wieder die gleichen grundlegenden Prinzipien: Sorge dafür, dass du dich genügend ausruhst (zum Beispiel kann es sehr hilfreich sein, wenn dein Partner sich mit Verwandten abwechselt, um dich zu unterstützen), ernähre dich gut (Krankenhausessen lässt häufig zu wünschen übrig, daher kann es sehr viel besser sein, wenn Freunde und Verwandte dir Selbstgekochtes mitbringen), mache Becken- bzw. Bauchwickel, insbesondere nach einem Kaiserschnitt, denn sie können dir helfen, dich müheloser zu bewegen, und bedenke, dass freundliche, aufmerksame Zuhörer dir helfen, deine Gefühle zu verarbeiten.

*Wenn eine Frau (…) ihr Baby auf der Intensivstation sieht, gibt sie möglicherweise sich selbst und ihren Entscheidungen die Schuld daran. Der Partner und das Geburtsteam können helfen, indem sie die Zusammenhänge schildern und die Krankenschwestern und Ärzte über die psychische Verfassung der Mutter informieren (…). Da es für Eltern äußerst belastend ist, wenn ihr Baby auf der Intensivstation betreut wird, kann die Familie einen Patientenfürsprecher zu Rate ziehen, sodass sie das Gefühl hat, im Krankenhaus zusätzlich unterstützt zu werden. Hebammen und Doulas können der Familie helfen, auf ihrem Recht zu bestehen, dass sie erfahren, welche Kriterien das Baby erfüllen muss, bevor es entlassen werden kann (*JARECKI UND MEDNICK, 2015*).*

Und wenn dein Baby stirbt?

Wenn wir den Schmerz über einen Verlust nicht ganz bis zu Ende durchleiden, wird er auf uns warten. Er wird sich nicht einfach auflösen und verschwinden. Stattdessen wird er gären, und wir werden ihn später erneut durchleben, in seltsameren Formen. ~ Elizabeth Lesser

Trauer ist weder eine Störung oder eine Krankheit noch ein Zeichen von Schwäche. Sie ist eine psychische, physische und spirituelle Notwendigkeit, der Preis, den man für Liebe bezahlt. Das einzige Heilmittel für Trauer ist das Trauern. ~ Earl Grollmann

Ich möchte etwas über den Verlust eines Babys schreiben, weil mir dieses Thema am Herzen liegt. Ich bin die ältere Schwester eines tot geborenen Kindes, und ich selbst hatte vier Fehlgeburten. Der Verlust eines Babys nach der Geburt oder schon in der Schwangerschaft ist immer noch mit so vielen Tabus behaftet.

Folgendes möchte ich dir dazu sagen: Falls du eine Fehlgeburt erlebst, ganz gleich in welchem Stadium deiner Schwangerschaft, dann bist du danach eine Wöchnerin. Du wirst trauern müssen, und dir steht die gleiche Unterstützung zu wie einer Mutter, die ein lebendes Kind geboren hat. Vermutlich wirst du sie sogar noch dringender brauchen.

Das Schwierige daran ist, dass du wahrscheinlich keine Zeit haben wirst, das zu planen. Ich hoffe, dass du trotzdem einige Vorschläge aus diesem Buch als Hilfestellung verwenden kannst. Auch wenn jemand aus deiner Verwandtschaft oder eine Freundin den Verlust eines Babys erfahren hat, kannst du sie mit Hilfe dieses Buches unterstützen (oft nennt man diese Kinder *Sternenkind, Schmetterlingskind* oder *Engelskind).*

Falls dein Baby relativ früh in der Schwangerschaft stirbt, hast du vielleicht das Gefühl, dass deine Fehlgeburt nicht zählt. Aber man kann Kummer nicht nach einer Zeitspanne auf dem Papier berechnen. Deine Trauer kann tief sein, ob dein Baby gleich nach der Feststellung der Schwangerschaft gestorben ist oder erst nach einigen Monaten. Daher möchte ich dir meine Geschichte und die Geschichten anderer Frauen erzählen, und ich hoffe, sie können veranschaulichen, wie nötig eine Unterstützung in solchen Fällen ist.

Als ich acht Jahre alt war, wurde mein kleiner Bruder Julien tot geboren. Das war Ende der 1970er Jahre, und zu jener Zeit glaubte man, es sei richtig, solche Ereignisse unter den Teppich zu kehren. Niemand von uns durfte trauern oder die Gefühle verarbeiten. Es gab keine Beerdigung, keine Erinnerungskiste, keine Fotos, keine Fußabdrücke. Meine Mutter bekam meinen Bruder nicht zu sehen, und ich schon gar nicht. Wir sprachen nicht über ihn und trauerten auch nicht gemeinsam. Doch der Kummer war trotzdem da. Ich war also mit meinen unverarbeiteten Gefühlen allein, und mein Verstand entschied sich, sie zu vergessen, um mich davor zu bewahren. In meinem Gedächtnis existiert eine große Lücke. Ich habe keine Erinnerungen an die Schwangerschaft meiner Mutter und weiß auch nichts mehr von der Zeit nach der Geburt. Diesen Teil meiner Kindheit kann ich einfach nicht zurückholen, weil wir damals nicht trauern durften.

Als ich mich im Rahmen meiner Ausbildung zur Leiterin von Geburtsvorbereitungskursen damit beschäftigte, wie Kinder trauern, befasste ich mich wieder mit dieser Situation, und meine Mutter und ich führten einige sehr gute, heilende Gespräche darüber. Außerdem konnte ich den Kreis schließen, indem ich mit meiner Mutter ein Schließungsritual durchführte. Sie befürchtete, dass all die schweren Gefühle sie wieder überkommen könnten, aber das Ritual war sanft und schön, würdigend, nährend und heilsam für uns beide.

Außerdem erlitt ich selbst vier Fehlgeburten. Mit 33 versuchte ich erstmals, schwanger zu werden. Nachdem wir es über ein Jahr lang erfolglos probiert hatten, wurden wegen meines Alters und der unregelmäßigen Zyklen beschleunigt Fruchtbarkeitstests durchgeführt. Alles war normal, aber meine Zyklen waren sehr lang, und ich sollte Medikamente einnehmen, um den Eisprung auszulösen. Das war nicht in meinem Sinne, daher forschte ich nach alternativen Möglichkeiten, und nach drei Monaten Akupunktur wurde ich zum ersten Mal schwanger.

Ich kann heute noch die unbändige, riesengroße Freude spüren, die mich überkam, als der Test positiv war. Ich kann mich immer noch sehen, allein im Badezimmer, wie ich mich im Spiegel betrachtete und in Freudentränen ausbrach. Ich behielt mein kleines Geheimnis den ganzen Tag für mich und überraschte meinen Mann dann abends mit dem eingepackten positiven Schwangerschaftstest. Drei Monate lang lief ich ständig wie in einem Glücksrausch herum. Ja, manchmal war ich müde oder mir war schlecht, aber meistens schwebte ich auf Wolke sieben.

In der zwölften Woche gingen wir zu unserem ersten Ultraschall. Wir waren sehr aufgeregt. Doch dann sagte die Ärztin, es sei kein Herzschlag erkennbar. Sie schallte mich erneut. Ich wollte die Wahrheit nicht wissen und hoffte, dass es ein Fehler gewesen war und dass mein Baby noch lebte. Aber mein Baby war gestorben.

Was folgte, waren Unglaube, Benommenheit und Schock und im Anschluss daran die tiefste Trauer, die ich je erlebt hatte. Ich weinte wie noch nie zuvor in meinem Leben. Mit tiefen, klagenden Schluchzern. Meine Arme schmerzten buchstäblich vor Sehnsucht nach meinem Baby.

Es war nicht hilfreich, dass ich wenig Verständnis für meine eigenen Gefühle hatte und dass unsere Gesellschaft Frauen, die eine Fehlgeburt hatten, zu wenig Beachtung schenkt. Auch die fehlende Unterstützung und die gut gemeinten, aber unangemessenen Bemerkungen von Freundinnen und Verwandten, die nicht wussten, wie man einer trauernden Mutter zur Seite steht, halfen mir nicht. Es waren Kommentare wie:

- »Das war ja noch kein richtiges Baby« (für mich ist es eins gewesen)
- »Wahrscheinlich war es irgendwie krank« (vielleicht, aber damit wurde angedeutet, dass meine Trauer unberechtigt war)
- »Du kannst noch eins bekommen« (ich wollte dieses)
- »Immerhin kannst du schwanger werden« (wieder wurde meine Trauer nicht ernst genommen)
- Zum Glück brachte mich jemand in Kontakt mit der *Miscarriage Association* (Verein, der Frauen bei Fehlgeburten unterstützt). Ich telefonierte mit einer liebenswürdigen Ehrenamtlichen, Janet Sackman. Sie war der erste Mensch, der meinen Kummer mit tröstenden Worten würdigte, und ich weiß noch, wie wichtig das für meinen Heilungsprozess war. Schließlich besuchte ich die Treffen der *Miscarriage Association* eine Weile (in Deutschland *Initiative Regenbogen,* in Österreich *Verein Pusteblume,* Links dazu am Ende des Bu-

ches). Einen geschützten Raum zu haben, wo ich über meine Gefühle sprechen konnte, ohne beurteilt zu werden, half mir sehr bei der Verarbeitung.

Aber nichts geschah, das meinem Körper, meinem Geist und auch meiner Seele auf ganzheitliche Weise geholfen hätte. Ich trug den Kummer und die Angst weiter mit mir herum – dabei unterstützte mich niemand. In keiner meiner folgenden Schwangerschaften erlebte ich das rauschhafte Glücksgefühl (ich hatte drei weitere Fehlgeburten und bekam zwei lebende Kinder), denn vor lauter Angst, dass ich mein Baby wieder verlieren könnte, traute ich mich nie, mich darauf zu freuen – in dem blödsinnigen Versuch, mich auf diese Weise vor erneutem Kummer schützen. Mittlerweile habe ich erfahren, dass diese Technik zwar häufig angewendet wird, aber nicht funktioniert: Wenn du versuchst, dich zu schützen, indem du dir ängstlich das schlimmstmögliche Szenario vorstellst, bewahrt dich das nicht vor Kummer, falls es tatsächlich so kommt – es raubt dir nur die Vorfreude.

Als ich das Schließungsritual lernte, fand ich es sinnvoll, es auch Frauen anzubieten, die eine Fehlgeburt gehabt hatten, und ich habe erlebt, wie hilfreich es ist. Hier sind Aussagen einiger Frauen dazu:

Ich habe das Schließungsritual etwa ein Jahr nach dem Tod meines Babys kennengelernt. Gegen Ende der Zeremonie, als ich geschaukelt wurde, ging tiefes Erschauern durch meinen Körper, und als das Rebozo-Tuch fest um mein Becken gezogen wurde, ergriff mich ein starkes Gefühl, das ich bis heute nicht richtig benennen kann. Es fühlte sich an, als wäre die schützende Blase, die ich um mich herum aufgebaut hatte, verschwunden und damit auch mein Baby – als würde ich meinen kleinen Sohn loslassen. Das Schluchzen schüttelte mich, all der Kummer, die Wut, die Erschöpfung und die Fassungslosigkeit über das, was geschehen war, strömten heraus. Mir war nicht bewusst gewesen, wie viel ich festgehalten hatte. Ich nahm wahr, dass die Frauen einen Kreis um mich bildeten, und ich spürte, wie es war, einen geschützten Raum geboten zu bekommen, in dem ich mit meinem wilden Tumult von Emotionen einfach sein konnte. Ich hörte, wie eine Frau ein wunderschönes Lied sang, und eine andere streichelte mein Haar, Hände berührten mich und schenkten mir Liebe und Unterstützung. ~ **Rosie**

*Ich habe drei Babys durch Fehlgeburten verloren. Wenn ich in all den Jahren, bis ich Kinder bekam, traurig war, wurde mir bewusst, dass ich das Leere-Arme-Syndrom (*BÜRGER, *2020). hatte. Es war ein tiefer Kummer, doch weil ich noch so jung war, hatte ich das Gefühl, mir den Luxus, diesen Schmerz anzuerkennen, nicht leisten zu können. Wenn ich schwanger war, ließ ich mich nie richtig auf das Kind ein – einfach für alle Fälle. Ich hatte immer das Gefühl, dass wieder eine Fehlgeburt drohte. Nachdem ich schnell hintereinander zwei weitere Kinder bekommen hatte, lernte ich das Schließungsritual, und ich hatte das große Glück, dass zum Schluss die gesamte Schließungszeremonie mit mir durchgeführt wurde. Ich sah ringsherum goldenes Licht und fühlte mich tief entspannt, und dass so viele Frauen mich berührten, war eine ganz besondere Ehre. Als ich nach Hause kam, spürte ich eine viel innigere Verbindung zu meinen Kindern als vorher.* ~ **Allison**

Das Schließungsritual half mir, den Verlust meines Babys zu akzeptieren und den nächsten Schritt zu gehen, sowie meinem Körper zu verzeihen und all die negativen Gefühle loszulassen. ~ **Claire**

Und die folgenden Frauen, die das Schließungsritual nicht selbst erlebt, aber davon erfahren haben, glauben, dass es auch für sie heilsam gewesen wäre:

> *Ich hatte in der neunten Woche eine Fehlgeburt. Ich glaube, das Schließungsritual hätte mir in vielfacher Hinsicht geholfen, vor allem aber emotional, denn ich hätte meine Erfahrung mit einer anderen Frau teilen können, die sie verstanden oder zumindest hätten nachempfinden können und die vielleicht auch Mitleid gehabt hätte. Die diesem Erlebnis eine Normalität hätte geben können (ich wusste, dass Fehlgeburten häufig vorkommen, aber es wäre trotzdem schön gewesen, wenn jemand mir das noch einmal gesagt hätte, oder besser mehrmals!). Eine heilsame Zeit mit einer anderen Frau: Die hätte ich gern gehabt.* ~ Saveria

> *Ich habe erst kürzlich vom Schließungsritual erfahren und hatte es im Hinblick auf meine eigene Fehlgeburt eigentlich nicht in Erwägung gezogen, aber dein Beitrag brachte mich zum Nachdenken und ich weinte (weine immer noch!), als ich darüber nachsann, wie sehr mir damals eine »Zeremonie« geholfen hätte. In meiner Situation hätte ich ein Schließungsritual wunderbar gefunden, es hätte meine kleine Tochter gefeiert und mich als ihre Mutter und in gewisser Weise auch ihr Leben, so kurz es auch gewesen war. Ich hätte das heilsam gefunden und es hätte mir den Fokus gegeben, den ich so dringend gebraucht hätte, einfach mit ihr und meinen Gedanken und meinem Schmerz allein zu sein!* ~ Jo

Wenn du ein Baby verlierst, möchte ich dich einladen, genauso mit dir umzugehen, als wärst du eine Wöchnerin, deren Baby lebt. Es gelten die gleichen Grundsätze wie für die nachgeburtliche Unterstützung: Ruhe dich aus, ernähre dich gut, sorge für deinen Körper und lasse dir von anderen helfen. Versuche, Urlaub zu nehmen, damit du dich körperlich regenerieren kannst, iss warme, kräftigende Mahlzeiten, mache Bauch-/Beckenwickel, gönne dir vielleicht eine Massage, wenn du dazu bereit bist, und sorge dafür, dass du mit Menschen sprechen kannst, die dich unterstützen, vielleicht auch mit Therapeutinnen. Weitere hilfreiche Links findest Du am Ende des Buches.

> *Häufig glauben wir, dass Heilung ein linearer Prozess ist, der allmählich zur Genesung führt, bis es uns dann eines Tages wieder gut geht. Aber dieser Prozess verläuft chaotischer, mal geht es zwei Schritte vorwärts, dann wieder fünf Schritte zurück. Du hast vielleicht das Gefühl, dass du gut zurechtkommst, aber dann überflutet dich eine ganz neue Welle von Emotionen und du musst möglicherweise neue Wege finden, um sie zu verstehen und durchzuarbeiten. Auch liebe Menschen und Kolleginnen nehmen vielleicht an, dass du gut klarkommst, und sind über die plötzlichen Schwankungen deiner Stimmung und deines Wohlbefindens bestürzt. Es macht keinen Spaß, aber es ist gesund, und, wie eine Freundin sagt, du befindest dich genau an der Stelle, wo du sein musst.* ~ **(Hill, 2019)**

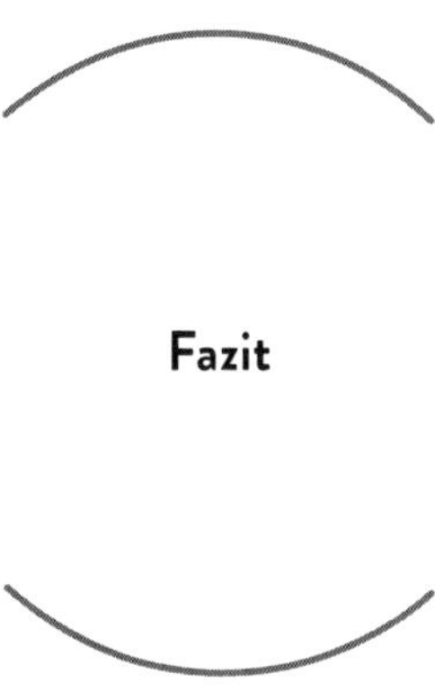

Fazit

Die große Mehrheit der Wöchnerinnen braucht keine professionelle Betreuung. Die jungen Mütter brauchen fertig zubereitete Mahlzeiten, und wenn sie ältere Kinder haben, brauchen sie Kinderbetreuung. Sie brauchen Hilfe im Haushalt und Säfte und Kräutertees, die sie serviert bekommen. Und sie brauchen Bestätigung und Liebe. Dass alles kann jede Nachbarin, Verwandte oder Freundin ihnen geben. Doch für zu viele moderne Frauen ist das Wochenbett eine einsame Zeit. Wenn nicht FreundInnen und Verwandte sich um die jungen Mütter kümmern, erfahren sie, dass sie gesellschaftlich isoliert sind. ~ **Robin Lim**

Die Veränderungen, die sowohl für die Mutter als auch für das Baby vor sich gehen, sind nicht nur körperlicher, sondern auch geistiger und gesellschaftlicher Natur. In den meisten Kulturen ist das Wochenbett eine geschützte Zeit, mit einer bestimmten Ernährung für die Wöchne-

> *rin und weiteren Regeln, deren Beachtung die aktive Mitarbeit der verschiedenen Frauen aus der Familie und der Nachbarschaft erfordert.* ~ **Sheila Kitzinger**, MBE, britische Sozialanthropologin, Verfechterin der natürlichen Geburt (1929–2015)

Als ich mich entschloss, dieses Buch zu schreiben, hatte ich die Vision, unsere Gesellschaft dahingehend zu verändern, dass sie junge Mütter wirksam unterstützt. Ich wollte mein Wissen über das Wochenbett in früheren Zeiten und in Gesellschaften, welche die Bedeutung dieser Phase auch heute noch verstehen, weiterverbreiten. Ich wollte die Einstellung jener Menschen verändern, die irrigerweise annehmen, je früher eine Mutter »in den normalen Alltag« zurückkehre, desto besser sei es.

Was mich bei meinen Recherchen für dieses Buch ungeheuer beeindruckt hat, ist die Tatsache, wie sehr sich die Betreuung der Wöchnerinnen überall auf der Welt ähnelt. Und obwohl ich bereits vermutete, dass eine ähnliche Betreuung auch in westlichen Gesellschaften Brauch war, hatte ich nicht erwartet, schriftliche Beweise dafür zu finden, und auch nicht, dass diese Beweise aus jüngerer Zeit stammen. Ich teile Naomi Kemenys Hoffnung, dass

> *die positiven Aspekte einer guten Betreuung im Wochenbett sich auch auf die Umgebung auswirken: Wer das Geschenk deiner Fürsorge erhalten hat, weiß, wie gut sie tut, und wird hoffentlich zum richtigen Zeitpunkt Freundinnen, Verwandten und zukünftigen Enkelkindern in gleicher Weise beistehen können.* ~ **(Kemeny, 2014)**

Wenn genügend Wöchnerinnen die transformierende Wirkung nachgeburtlicher Unterstützung erfahren, dann wird sie vielleicht auch in unserer Gesellschaft wieder normal.

Was wäre, wenn wir Wöchnerinnen betreuen würden? Ich

glaube, dass eine derartige Fürsorge sich nicht nur unmittelbar auf das Wohlergehen der jungen Mutter, ihres Partners und ihres Säuglings auswirken würde, sondern dass sie auch die Kraft hätte, die Gesellschaft insgesamt zu verändern. Wöchnerinnen, die betreut werden, kümmern sich wahrscheinlich besser um ihre Neugeborenen, denn Mütter sind zwar unglaublich belastbar, aber aus einem leeren Krug kann man nicht gießen.

Zu Beginn dieses Buches habe ich verglichen, wie das Leben einer Wöchnerin in einer unterstützenden Gesellschaft aussehen könnte und wie sich die Situation einer jungen Mutter ohne die Hilfe der Gesellschaft darstellt. Ich möchte damit enden, wie es meiner Meinung nach sein könnte, wenn wir die traditionellen Einsichten über die Betreuung der Wöchnerin und unsere heutige, moderne Lebensweise miteinander verbinden:

Ein Baby wird geboren. Die junge Mutter weiß, dass die Menschen aus ihrer Umgebung sich um sie versammeln werden, um ihr zu helfen. Als sie schwanger war, gab es eine Party, auf der ihre Schwangerschaft gefeiert wurde. Sie erhielt Geschenke für sich selbst und Zusagen für Hilfeleistungen nach der Geburt. Freunde und Verwandte respektieren ihr Bedürfnis nach Ruhe und planen ihre Besuche entsprechend. Eine Nachbarin organisiert die Versorgung mit warmem Essen, und die Mahlzeiten werden der jungen Mutter vor die Tür gestellt. Alle, die zu Besuch kommen, schenken ihr ihre ganze Aufmerksamkeit und loben sie dafür, wie gut sie klarkommt. Sie bieten ihr an, das Baby zu nehmen, während sie selbst ein Schläfchen hält, und Hausarbeiten zu erledigen. Die Wöchnerin kann sich sehr viel ausruhen. Sie erhält Massagen oder andere Behandlungen, die speziell für das Wochenbett gedacht sind, und sie macht sich Bauchwickel oder bekommt sie gemacht. Um sie herum sind genügend Menschen, die ihr, falls nötig, beim Stillen und bei der Versorgung des Babys helfen, und alle achten dabei auf ihre Eigenständigkeit. Die junge Mutter hat in dieser Erholungsphase die Zügel fest in der Hand, und ihre Bedürfnisse werden respektiert, sodass die anderen sie mit ihrer Fürsorge niemals überfahren. Nachdem ein Monat vergangen ist, fühlt sie sich ausgeruht und in der Lage, ihr Baby selbst zu versorgen.

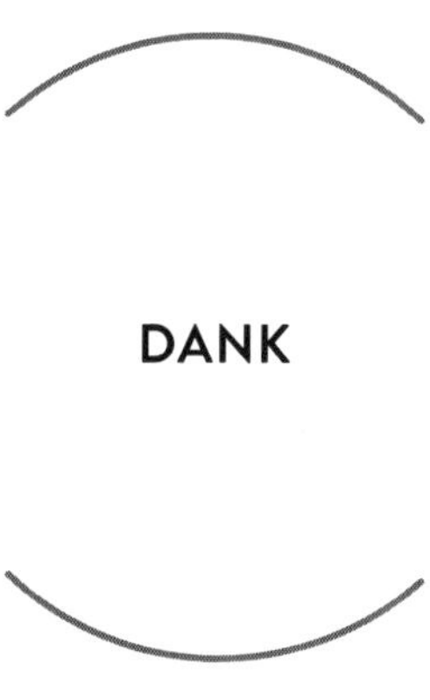

DANK

Ich danke meinen Eltern Michelle und Jacques dafür, dass sie meine Arbeit und meine persönliche Entwicklung so unerschütterlich unterstützt haben, insbesondere, als ich von einer angesehenen Laufbahn in der Wissenschaft auf die selbstständige Tätigkeit einer Geburtsbegleiterin umstieg. Maman, Papa, merci. Je vous aime.

Ich danke meinem Mann Chi: Bei dir fühle ich mich geliebt und geborgen, und du unterstützt mich darin, genau die Frau zu sein, die ich bin. Wir haben zwei wunderbare Kinder, und ich bin voller Dankbarkeit für dich und unseren gemeinsamen Weg. Ich danke auch meinen Kindern Sebastien und Charlotte: Ihr habt meinen Kopf und mein Herz so sehr geweitet, dass ich zu einer ganz neuen Frau wurde. Ihr seid wunderbar freundliche und mitfühlende Menschen, und ich bin unglaublich stolz auf euch und auf die, die ihr werdet.

Ich danke Maddie McMahon dafür, dass sie während der Geburten meine Doula war und dass sie mich mit dieser Art der

Arbeit vertraut gemacht hat, und ich danke Dr. Rocio Alarcon: Sie hat mich in das Schließungsritual eingeführt, welches dieses Buch beeinflusst hat.

Danken möchte ich auch der wunderbaren Gruppe von Freundinnen, die ebenfalls Geburtsbegleiterinnen sind und mir halfen, den Abriss und die ersten Kapitel dieses Buches zu gestalten: Allison, Alex, Attila, Azeeta, Becki, Caro, Carly, Claire, Elle, Grace, Hazel, Hilary, Japjeet, Julia, Laura, Lorette, Lynsey, Melanie, Melissa, Molly, Naomi, Nicola, Rebecca, Roma, Rosie C., Rosie K. und Wibke. Danke, dass ihr mir die Hand gehalten, mich angespornt und mir Feedback gegeben habt und dass ihr mir eure Geschichten erzählt habt.

Ich bin allen Klientinnen dankbar, die meine Arbeit als Doula in Anspruch genommen haben, und den Frauen, die eingewilligt haben, ihre Geschichten für dieses Buch zu erzählen. Wie Brené Brown sagt: »Geschichten sind wie Daten mit einer Seele«. Danke, dass ihr diesem Buch mehr Seele geschenkt habt. Mein Dank geht auch an die Mütter Elle Fleming und Johanna Riha, die mir zur ersten Fassung dieses Buches Feedback gegeben haben.

Vielen Dank an die Hebammen Becky Reed und Siobhan Taylor, die die erste Fassung des Buches durchgesehen und selbst erstaunliche kleine Geschichten beigesteuert haben.

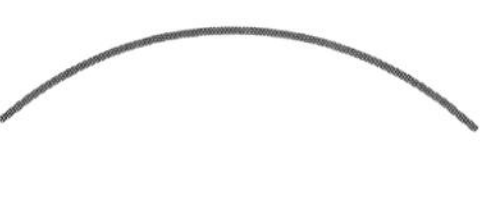

ANHANG

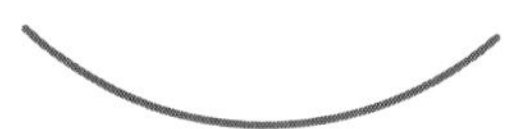

Literaturverzeichnis und hilfreiche Links

Allison, J., *Golden Month: Caring for the World's Mothers After Childbirth*, Beatnik Publishing, 2015.

Badr, B.H., Jaclene, A., Zauszniewski, J.A., »Meta-analysis of the predictive factors of postpartum fatigue«. *Applied Nursing Research*, 2017.

Beall, J., *The Bodies of Mothers – A Beautiful Body Project*, Green Writers Press, 2014.

Beaton, C., *WTF Is Holding Space. (A Man's Guide)*, 2019. Connorbeaton.com/wtf-holding-space-mans-guide

Bloemeke, V. J., *Alles rund ums Wochenbett: Hebammenwissen für die ersten Monate nach der Geburt*, Kösel, 2011.

Bonyata, L., »Oatmeal for increasing milk supply«, 2017. kellymom.com/bf/got-milk/supply-worries/oatmeal

Brown, A., *Why Breastfeeding Grief and Trauma Matter*, Pinter & Martin, 2019.

Brown, B., *Verletzlichkeit macht stark: Wie wir unsere Schutzmechanismen aufgeben und innerlich reich werden*, Goldmann TB, 2015, übersetzt von M. Randow-Tesch.

Bürger, S., *Wenn das Leben intensiv beginnt: Ein Elternbegleitbuch für die Zeit in der Kinderklinik*, BoD, 2020.

Bull, T., *Hints to Mothers on the Management of Health During the Period of Pregnancy, and in the Lying-in Room*, Longman & Company, 2018.

Bund, K., »Kinder, das wird teuer!« in ZEIT Online, 2017. www.zeit.de/2017/19/kinderausstattung-baby-schutz-konsum-angst

Byrom, S., Edwards, G. und Bick, D., *Essential Midwifery Practice, Postnatal Care*, Wiley Blackwell, 2010.

Cameron, A.M., *From Ritual to Regulation? The Development of Midwifery in Glasgow and the West of Scotland, c. 1740–1840*, Dissertation, 2003.

Cammarata, P., *Raus aus der Mental Load Falle*. Julius Beltz, 2020.

Centola, C., Becker, J., Brackbill, D., Baronchelli, A., »Experimental evidence for tipping points in social convention«, in *Science*, 2018.

Chadelet, C. und Mahe-Poulin, M., *Le mois d'or. Bien vivre le premier mois après l'accouchement*, Presses du Châtelet, 2019.

Cheifetz, O., Lucy, S.D., Overend, T.J., Crowe, J., »The effect of abdominal support on functional outcomes in patients following major abdominal surgery: a randomized controlled trial«, in *Physiotherapy Canada*, 2010.

Cleveland, L., Hill, C.M., Pulse, W.S., DiCioccio, H.C., Field, T., White-Traut, R., »Systematic Review of Skin-to-Skin Care for Full-Term, Healthy Newborns«, in *Journal of Obstetric, Gynecologic, and Neonatal Nursing*, 2017.

Danis, J., »Le serrage de bassin en postpartum«, Midwifery thesis, France, 2012.

De Gasquet, B., *Mon corps après bébé, tout (ou presque!) ce joue avant 6 semaines*, Marabout, 2012.

Dekker, R., »Evidence on: Doulas«, 2019. evidencebasedbirth.com/the-evidence-for-doulas/2019.

Dennis, C.L., Fung, K., Grigoriadis, S., Robinson, G.E., Romans, S., Ross, L., »Traditional postpartum practices and rituals: a qualitative systematic review«, in *Women's Health*, 2007.

Devine, M., *Es ist okay, wenn du traurig bist: Warum Trauer ein wichtiges Gefühl ist und wie wir lernen, weiterzumachen*, mvg Verlag, 2018.

Ding, G., Tian, Y., Jing Yu, J., Vinturache, A., »Cultural Postpartum Practices of ›Doing the Month' in China«, in *Perspectives in Public Health*, 2018.

Donald, A., *An Introduction to Midwifery. A Handbook for Medical Students and Midwives*, Charles Griffin and Co. Ltd., 1915.

Edwards, R.C., Thullen, M.J., Korfmacher, J., Lantos, J.D., Henson, L.G., Hans, S.L., »Breastfeeding and Complementary Food: Randomized Trial of Community Doula Home Visiting.«, in *Pediatrics*, 2013.

Epstein, N. und Arvigo, R., *Spiritual Bathing*, Echo Points books and media, 2018.

Esposito, G., Yoshida, S., Ohnishi, R., Tsuneoka, Y., Rostagno Mdel, C., Yokota, S., Okabe, S., Kamiya, K., Hoshino, M., Shimizu, M., Venuti, P., Kikusu, T., Kato, T., Kuroda, K.O., »Infant calming responses during maternal carrying in humans and mice«, in *Currant Biology*, 2013.

Freudenthaler, D. und Brlica, V., *Die fette Henne kocht – Rezepte für das Wochenbett*, www.puntarella.at/produkt/die-fette-henne-kocht, 2019.

Gates, K., *Build Your Nest: a postpartum planning workbook*, im Eigenverlag, 2016.

Gerhard, I., *Frauengesundheit: Ganzheitliches Heilwissen für Körper & Seele*, Trias Verlag, 2020.

Gerhardt, S., *Die Kraft der Elternliebe: Wie Zuwendung das kindliche Gehirn prägt*, Patmos Verlag, 2006.

Gjerdingen, D.K., McGovern, P., Pratt, R., Johnson, L., Crow, S., »Postpartum doula and peer telephone support for postpartum depression: a pilot randomized controlled trial«, in *Journal of Primary Care Community Health*, 2013.

Goggin, C., *Why Caesarean Matters*, Pinter & Martin, 2018.

Gonzáles, C.: *Stillen – ein Geschenk für das ganze Leben*, La Leche Liga Deutschland, 2016.

Goodman, J.M., Guendelman, S., Kjerulff, K.H., »Antenatal Maternity Leave and Childbirth Using the First Baby Study: A Propensity Score Analysis«, in *Women's Health Issues*, 2017.

Gresens, R., *Intuitives Stillen: Einfach und entspannt*, Kösel, 2016.

Grigoriadis, S., Erlick Robinson, G., Fung, K., Ross, L.E., Chee, C.Y., Dennis, C.L., Romans, S., »Traditional postpartum practices and rituals: clinical implications«, in *La Revue Canadienne de Psychiatrie*, 2009.

Grüling, B., *Eltern als Team: Ideen eines Vaters für gelebte Vereinbarkeit*, Kösel Verlag 2021.

Guendelman, S., Pearl, M., Graham, S., Hubbard, A., Hosang, N., Kharrazi, M., »Maternity leave in the ninth month of pregnancy and birth outcomes among working women«, in *Women's Health Issues*, 2009.

Hands, B. und Stickland, A., *The Little Book of Self-Care for New Mums*, Vermillion, 2018.

Hammer, A., Halla, M., Scheeweis, N., »The Effect of Prenatal Maternity Leave on Short and Long-term Child Outcomes«, in *Journal of Health Economics*, 2020.

Hansford, L., »What's the Big Deal with Skin-to-Skin?«, o. D. www.laleche.org.uk/whats-big-deal-skin-skin

Henrich, J., Heine, S.J., Norenzayan, A., »The weirdest people in the world?«, in *Behavioural and Brain Sciences*, 2010.

Hill, M., *Gebären wie eine Feministin: Dein Körper. Dein Baby. Deine Wahl.*, Magas, 2022.

Hill, M., »A healthy baby is not ALL that matters«, 2015. www.positivebirthmovement.org/eregrgrtg

Hill, M., »How to recover from a miscarriage«, 2019. www.maisiehill.com/blog/how-to-recover-from-a-miscarriage

Hotfilter-Menzinger, C., *Keine Lust auf Lust - Sexualität nach der Geburt*, Piper, 1995.

Hsieh, C.H., Chen, C.L., Han, T.J., Lin, P.J., Chiu, H.C., »Factors Influencing Postpartum Fatigue in Vaginal-Birth Women: Testing a Path Model«, in *Journal of Nursing Research*, 2018.

Huang, Y.C., Mathers, N.J., »A comparative study of traditional postpartum practices and rituals in the UK and Taiwan«, in *Diversity in Health and Care*, 2010.

Hunziker, U.A., Barr, R.G., »Increased carrying reduces infant crying: a randomized controlled trial«, in *Pediatrics*, 1986.

Imlau, N., *Mein kompetentes Baby: Wie Kinder zeigen, was sie brauchen*, Kösel, 2016

Jarecki, C.K., und Mednick, L.P., *Homebirth Cesarean: Stories and Support for Families and Healthcare Providers*, Incisio Press, 2015.

Johne, S., *Milk & Mother – Das Buch zum Wochenbett*, BoD, 2021.

Johnson, K. A., *The Fourth Trimester: A Postpartum Guide to Healing Your Body, Balancing Your Emotions, and Restoring Your Vitality*, Shambhala, 2017.

Kemeny, N., *Nurturing New Families: a guide to supporting parents and their newborn babies*, Pinter & Martin, 2014.

Kim, P., Swain, J.E., »Sad dads: paternal postpartum depression«, in *Psychiatry*, 2007.

Kleiman, K., *Good moms have scary thoughts: A Healing Guide to the Secret Fears of New Mothers*, Familius, 2019.

Knowles, R., *Why Babywearing Matters*, Pinter & Martin, 2016.

Koppelmann, R., *Vertrauen nach Fehlgeburt - Selbstbestimmt und kraftvoll durch eine herausfordernde Zeit*, Palomaa Publishing, 2020.

Kurth, E., Spichiger, E., Stutz, E., Biedermann, J., Hosli, I. und Holly, P., Kennedy, H., »Crying babies, tired mothers — challenges of the postnatal hospital stay: an interpretive phenomenological study«, in *BMC Pregnancy and Childbirth*, 2021.

Lim, R., *After the Baby's Birth: A Woman's Way to Wellness — A Complete Guide for Postpartum Women*, Celestial Arts, 2001.

Lim, R., *Eat Pray Doula*, Half Angel Press, 2012.

Lothrop, H., *Gute Hoffnung, jähes Ende: Fehlgeburt, Totgeburt und Verluste in der frühen Lebenszeit. Begleitung und neue Hoffnung für Eltern*, Kösel, 2016.

Loveday, »A UK Study Reveals How Much First-Time Parents are Spending on Baby Gear«, 2019. ergobaby.co.uk/blog/uk-study-reveals-how-much-first-time-parents-are-spending-on-baby-gear

Lesser, E., *Broken Open: How Difficult Times Can Help Us Grow*, Villard, 2005.

Maclennan, A.H. und Maclennan, S.C., »Symptom-giving pelvic girdle relaxation of pregnancy, postnatal pelvic joint syndrome and developmental dysplasia of the hip«, in *Acta Obstetricia et Gynecologica Scandinavica*, 1997.

Marks, L., *Metropolitan Maternity: maternal and infant welfare services in early twentieth-century London*, Rodopi B.V., 1996.

McConville, B., *On Becoming a Mother: Welcoming Your New Baby and Your New Life with Wisdom from Around the World*, Oneworld, 2014.

McKay, Ami, *In Mondnächten*, btb Verlag 2009. Aus dem Englischen von Mo Zuber.

McKenna, J., »How Parents Can Benefit from Cosleeping«, excerpt from *Sleeping With Your Baby: A Parent's Guide To Cosleeping*, Platypus Press, 2007.

Meissner, B.R., *Emotionale Narben aus Schwangerschaft und Geburt auflösen: Mutter-Kind-Bindungen heilen oder unterstützen – in jedem Alter*, Eigenverlag, 3. Auflage, 2020.

Moser, D.A., Strohmaier, M., *Lebensreise – Lebenskreise: Rituale und Bräuche rund um die Geburt*, Books on Demand, 2020.

Müller, F., Ramsden, A., *Evidenzbasierte Erkenntnisse zu Wirkungen von Elternzeit sowie Mutterschafts- und Vaterschaftsurlaub*, Literaturanalyse zuhanden der EKFF, Luzern, 2017. www.newsd.admin.ch/newsd/message/attachments/53293.pdf

Negron, R., Martin, A., Almog, M., Balbierz, A., Howell, E.A., »Social support during the postpartum period: Mothers' views on needs, expectations, and mobilization of support«, in *Maternal and Child Health Journal*, 2013.

Newman, J., *Dr Jack Newman's Guide to Breastfeeding*, Pinter & Martin, 2014.

NICE guideline »Postnatal care up to 8 weeks after birth«, 2006. www.nice.org.uk/guidance/cg37

Ohne Autor, 2014, »First-time parents spend £492 million preparing for baby«. www.aviva.com/newsroom/news-releases/2014/04/uk-first-time-parents-spend-492-million-preparing-for-baby-17298

Ou, H., Greeven, A., Belger M., Nelson, J.: *Die ersten vierzig Tage. Was junge Mütter nach der Geburt wärmt und stärkt*, Verlag Antje Kunstmann, 2017. Übersetzt von Magdalena Kotzurek.

Packham, A., »More Than 90% Of Mums Feel Lonely After Having Children And Many Don't Confide In Their Partner«, 2017. www.huffingtonpost.co.uk/entry/mums-feel-lonely-after-birth_uk_58bec088e4b09ab537d6bdf9

Pascali-Bonaro, D., Arnold, J., Ringel, M., *Nurturing Beginnings: Guide to Postpartum Care for Doulas and Community Outreach Workers*, 2014.

Peterson, M., *Seven Sisters for Seven Days: The Mothers‹ Manual for Community Based Postpartum Care*, Praeclarus Press, 2016.

Placksin, S., *Mothering the new mother*, William Morrow, 1998.

Plett, H., »What it means to ›hold space' for people, plus eight tips on how to do it well«, 2015. heatherplett.com/2015/03/hold-space

Raven, JH, Chin, Q, Tolhurst, RJ and Garner P., »Traditional beliefs and practices in the postpartum period in Fujian Province, China: a qualitative study«, in *BMC Pregnancy and Childbirth*, 2007.

Reich-Schottky, U., Rouw, E., *Stillwissen - Theorie und Praxis*, DAIS, 2021.

Renz-Polster, H., »Plötzlicher Kindstod und Elternbett«, 2014. www.kinderverstehen.de/mein-werk/artikel/sids-und-elternbett

Renz-Polster, H., Imlau, N., *Schlaf gut, Baby! Der sanfte Weg zu ruhigen Nächten*, GU, 2016.

Rust, A., »What do new mothers do all day?«, www.mother.ly/life/what-do-new-mothers-do-all-day, 2021.

Salmon, W., *The Works of Aristotle, The Famous Philosopher, in four parts*, London, 1791.

Schmidt, N., *Vater werden: Dein Weg zum Kind*, GU 2021.

Schmidt, N., *Der Elternkompass: Was ist wirklich gut für mein Kind? Alle wissenschaftlichen Studien ausgewertet*, GU, 2020.

Scotland, M., *Why Postnatal Depression Matters*, Pinter & Martin, 2015.

Sears, W., *Schlafen und Wachen — Ein Elternbuch für Kindernächte*, Verlag La Leche Liga, 2010, aus dem Engl. von S. Holezek.

Serrallach, O., *Postpartale Erschöpfung: Wenn der Körper nach der Geburt streikt*, VAK, 2019.

Sichtermann, B., *Leben mit einem Neugeborenen*, Fischer, 2010.

Small, M., *Our babies, ourselves, how biology and culture shape the way we parent*, Anchor Books, 1998.

Smith, D., »Shocking extent of loneliness faced by young mothers revealed«, 2018, www.co-operative.coop/media/news-releases/shocking-extent-of-loneliness-faced-by-young-mothers-revealed

Stadlen, N., *Was Mütter tun — besonders, wenn es wie nichts aussieht*, La Leche Liga, 2016, aus dem Engl. von L. Pemöller.

Stadelmann, N., *Ernährung in Schwangerschaft und Stillzeit*, Stadelmann, 2020.

Stern, L., Gaca, A.C., *Das Wochenbett: Alles über diesen wunderschönen Ausnahmezustand. Für Mütter und Väter*, Kösel, 2016.

Studelska, J., »*The Last Days of Pregnancy, a Place of in Between*«, 2012. www.birthclasseswestchester.com/wp-content/uploads/2014/08/The-Last-Days-of-Pregnancy.pdf

Stockton, A., *Gentle birth companions, doulas serving humanity*, McCubbington Press, 2010.

Tilgner, J., Friese, M., *Mutter werden – Dein Begleiter durch die erste Zeit nach der Geburt*, Julius Beltz, 2019.

Uvnäs Moberg, K., *Oxytocin, das Hormon der Nähe. Gesundheit — Wohlbefinden — Beziehung*. Hrsg. v. U. Streit und F. Jansen. Springer Spektrum, 2016, übersetzt von M. Wiese.

Walne, E., »The rise of the ›monthly nurse‹«, 2011. elizabethwalne.co.uk/blog/2011/2/22/the-rise-of-the-monthly-nurse.html

Weber, H., *Gemeinsam durch das Wochenbett: Wie Sie als Eltern der Nachgeburtsphase sicher entgegentreten,...*, Inselliebe, 2021.

Williams, V., *Celebrating Life Customs around the World: From Baby Showers to Funerals*, ABC-CLIO/Greenwood Press, 2016.

Wolter, H., *Mein Sternenkind - Begleitbuch für Eltern, Angehörige und Fachpersonen nach Fehlgeburt, stiller Geburt oder Neugeborenentod*, edition riedenburg, 2017.

Xu, Q., Séguin, L., Lise Goulet, L., »Effet bénéfique d'un arrêt du travail avant l'accouchement«, in *Medicine*, 2002.

Rezepte für Gerichte für Wöchnerinnen

- www.diefettehenne.at
- mutterinstinkte.de/gesundheit/vegane-wochenbettsuppe-rezept
- www.familie.de/schwangerschaft/geburt/wochenbett/wochenbettsuppe-3-rezepte-fuer-staerkende-kraftsuppen

Wochenbettgerichte liefern lassen

Einige Firmen bieten Gutscheine an, sodass man die Mahlzeiten auch verschenken kann:

- www. mothersfinest.org
- www.gesundundmutter.de
- www.kraftsuppe-hamburg.de

Organisationen/Weblinks, die dich unterstützen können

- Die Bundesstiftung *Frühe Hilfen* unterstützt werdende und junge Eltern in allen Situationen. Die lokalen und regionalen Koordinierungsstellen bieten konkrete Hilfe bei der

Alltagsbewältigung und vermitteln bei allen Arten von Problemen, die nach einer (Fehl-)Geburt und im Leben mit Kindern in den ersten drei Lebensjahren auftreten können. Auf www.elternsein.info/fruehe-hilfen/unterstuetzung-finden findet man die nächstgelegene Anlaufstelle.

- In Bayern gibt es das Netzwerk der *Koordinierenden Kinderschutzstellen (KoKi)*, an die man sich wenden kann. www.stmas.bayern.de/kinderschutz/koki-netzwerke
- Praktische Hilfe nach der Geburt und im ersten Lebensjahr bietet auch das Sozialunternehmen *Wellcome*. www.wellcome-online.de
- Der *Doula Verbund Deutschland e.V.* ist ein Verein, der als Vertretung aller Doulas in Deutschland ins Leben gerufen wurde, unabhängig von ihren Ausbildungsstätten. Auf www.doula-verbund-deutschland.de/doulaversum/#doula-finden findest du eine Doula in deiner Nähe. Ergänzend kann hier auch nach Kursleiterinnen und Therapeutinnen zu folgenden Themen gesucht werden: Geburtsvorbereitung, Rückbildung, Traumatherapie, Massage/Babymassage, Ritualleitung, Rebozo, Müttersegnung, Mütterpflegerin, Eltern-Kind-Kurse, Stillberatung und weiteren Angeboten in Schwangerschaft-Geburt-Wochenbett und Elternzeit.
- Der Verein *Doulas in Deutschland e.V.* hilft ebenfalls bei der Doula-Suche in deiner Nähe: www.doulas-in-deutschland.de/doula-finden
- In der Schweiz: www.letsfamily.ch und www.wochenbettbetreuung.ch
- In Österreich: www.doula.at oder www.schwanger.at
- Die *Gesellschaft für Geburtsvorbereitung* bietet Unterstützung und diverse Ausbildungen an. Auf der Webseite www.gfg-bv.de findet man Listen mit den zertifizierten Absolventinnen.

- Bei der *Gießener Gesellschaft für Wochenbettzeit* kann man sich zur Familienlotsin ausbilden: www.familienlotsinn.de
- Gruppen zur Unterstützung beim Babytragen: www.trage-netzwerk.de
- www.vonguteneltern.de ist ein Blog über Hebammenwissen und Elterngedanken.
- Ein paar Bilder von echten Babybäuchen: www.babycenter.de/l25008640/so-kann-der-bauch-nach-der-geburt-aussehen---in-bildern
- Hilfe bei der Wahl der Steuerklasse: www.landesfrauenrat-rlp.de/steuerleitfaden
- Erläuterungen zum *Mental Load* (die Last der alltäglichen, unsichtbaren Verantwortung, im Privaten für das Organisieren von Haushalt und Familie) mit Tests zum Download: www.equalcareday.de/mental-load
- Ein absolut empfehlenswerter Blog von Kinderarzt Herbert Renz-Polster über alltägliche Fragen der Eltern: www.kinder-verstehen.de

Podcasts

- www.mamabynature.de/podcast
- www.die-friedliche-geburt.de/hypnobirthing-podcast
- www.echtemamas.de/podcast

Unterstützung bei psychischen Problemen/ Geburtstraumen

- Hilfetelefon nach schwieriger oder belastender Geburt, Tel.: 0228 – 92 95 99 70 www.hilfetelefon-schwierige-geburt.de
- Bei Verdacht auf Postpartale Depression: mit dem online Fragebogen auf www.schatten-und-licht.de/selbsttest oder www.postpartale-depression.ch/de/selbsttest.html kannst du herausfinden, ob du betroffen bist, dort findest du auch therapeutische Hilfe und lokale Selbsthilfegruppen.

- Die »3-Stufen-Rückspul« – Methode (3 step rewind) ist eine sanfte und sichere Methode, um schwere und unterdrückte Gefühle, wie nach einer schwierigen oder traumatischen Geburt, einem Babyverlust oder einer schlechten postnatalen Erfahrung zu lindern oder aufzulösen. Dabei kann das traumatische Ereignis Wochen, Monate oder sogar Jahre zurückliegen. smartegeburt.de/rewind.shtml
- Auch *Somatic Experience* ist eine empfehlenswerte Methode zur Traumabewältigung: www.somatic-experiencing.de
- Christina Mundlos hat ein Buch zum Thema »Gewalt unter der Geburt« geschrieben und beschreibt auf ihrem Blog wie man ein Geburtstrauma erkennen kann, gibt 15 Erste-Hilfe-Tipps und listet Anlaufstellen für Mütter mit Geburtstrauma in Deutschland, Österreich und Schweiz auf: christina-mundlos.de/33-anzeichen-fuer-ein-geburts-trauma-geburtstrauma-teil-2-3

Hilfe beim Stillen

- Arbeitsgemeinschaft Freier Stillgruppen e.V.: www.afs-stillen.de
- La Leche Liga Deutschland e.V.: www.lalecheliga.de
- Berufsverband der Still- und Laktationsberaterinnen
  in Deutschland: www.bdl-stillen.de
  in Österreich: www.stillen.at
  in der Schweiz: www.stillen.ch
  in Südtirol/Italien: www.stillen.it
- Die Hebamme und Stillberaterin Regine Gresens bietet einen Video-Online-Kurs zum Stillen an: www.stillkinder.de

Körperliche Regeneration

- Das Ritual für Schwangere *Mother Blessing* und auch die *Closing Zeremonie* mit dem Rebozo wird hier gezeigt:

sophiemessager.com/postnatal-rebozo-massage-online-course, siehe auch www.rebozo.nl

- Die App fürs Beckenbodentraining ersetzt keinen angeleiteten Rückbildungskurs: www.ikk-classic.de/gesund-machen/bewegen/beckenbodentraining
- Hypopressive (Online)Kurse für die Kräftigung des Beckenbodens (nach der Rückbildung) bieten die Hebamme Lena Sich www.hebamme-lenasich.de und das Geburtshaus in Fulda an www.geburtshaus-fulda.de
- Die *Bahnhofsapotheke* in Kempten bietet neben den Stadelmann Aromamischungen auch Produkte für die tägliche Körperpflege insbesondere für Menschen mit empfindlicher Haut, für die Lebensabschnitte Schwangerschaft, Stillzeit und Säuglingsalter und für die Frauenhygiene an, im Onlineshop: www.shop.bahnhof-apotheke.de
- Iliosakralgurt: bellybands-uk.com oder www.serola.eu/de
- Dampfsitzbäder/Yoni Steaming: www.yunna.org/post/kräuter-für-dampfsitzbäder-und-yoni-steaming-1-bei-beschwerden

Im Fall einer Rektusdiastase (oder Verdacht darauf) und postpartalen Problemen wie Blasenschwäche oder ständigen Rückenschmerzen sollte man sich unbedingt in fachfrauliche Hände begeben (Rückbildungsanleiterin und/oder Physiotherapeutin)

- www.rektusdiastase.info
- www.netzwerk-frauengesundheit.com

Hilfreiche Links bei Frühgeborenen oder nach dem Verlust eines Babys

- Akutbegleitung, auch telefonisch, bietet www.hopesangel.com

- Der Bundesverband *Das frühgeborene Kind e. V.* informiert und listet auf seiner Webseite regionale und überregionale Selbsthilfegruppen auf www.fruehgeborene.de
- Hole dir unbedingt Unterstützung von einer Gruppe, zum Beispiel von der *Leeren Wiege e. V.:* www.leere-wiege.com *(Landau/Pfalz)* oder www.leere-wiege-hannover.de oder www.hopesangel.com
- Die Sternenkindbestatterin *Helga Schmidtke* berichtet über ihre Arbeit in einem Podcast: www.stillbirthcare.de
- Sternenkindfotografie: www.dein-sternenkind.eu
- Die *Initiative Regenbogen – glücklose Schwangerschaft e. V.* bietet auch Ansprechpartner:innen vor Ort: initiative-regenbogen.de
- In Österreich: www.verein-pusteblume.at
- In der Schweiz: himmelskind.ch

Hilfe für Alleinerziehende

- Mütterinitiative für Alleinerziehende (MIA) e. V.: www.die-mias.de
- Stiftungen: www.schmid-kayser-stiftung.de, www.helene-wilken-stiftung.de, www.libra-stiftung.de, www.alltagsheldinnen.org

DOULA WERDEN DOULA SEIN

Die Bauchflüsterinnen®

Ganzheitliche Doulafortbildung

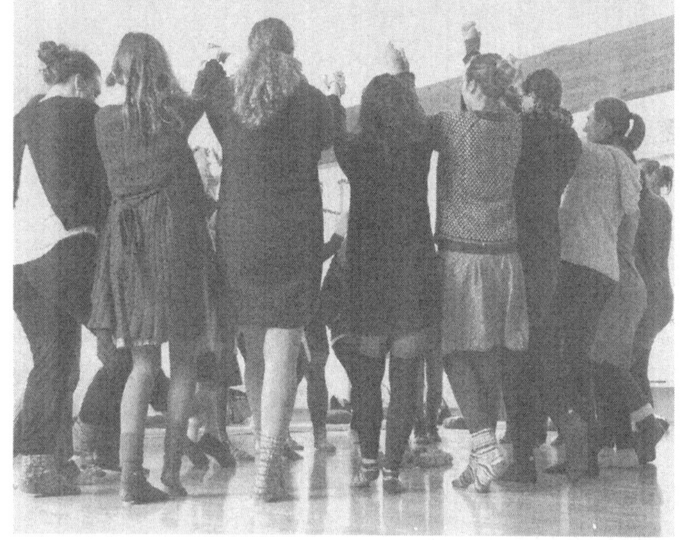

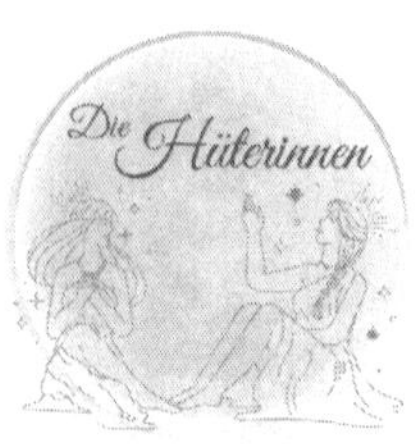

Die *Ausbildung der Hüterinnen* haben wir kreiert, um einen Ankerpunkt für Veränderung zu schaffen. Eine Form des Miteinanders der Frauen mit ihren Männern und untereinander, um eine Welle der Nahrung und Fülle loszuschicken, die wieder die Ur-weibliche Kraft in uns aufweckt.

Als Schöpferinnen des Lichtes, genährte, starke Frauen wird die Quelle des Lebens sich natürlich bilden. Das Urweibliche verkörpert das nährende Prinzip und eine Harmonie von Geben und Nehmen, Umsicht und Rücksicht.

Die Hüterin ist eine Frau, die Ihre Essenz ausstrahlt.

Wir stellen uns die freie, vollkommen geheilte und friedliche Weiblichkeit vor. Die gemeinsame Arbeit begleiten wir in einer besonders liebevollen und umhüllenden Art und Weise. Das Natürliche, das Ur-Weibliche, die Stärke, Reinheit und Liebe, soll als ewiges Feuer in uns brennen. Die Wut und der Zorn, die sich in der Vergangenheit in unsere Systeme eingeschlichen und fest eingebaut haben, lösen wir auf und führen sie als liebevollen Brennstoff in dieses heilige Feuer unseres eigenen inneren Glücks zurück.

Die Frauenkreise sind eine Einladung, mit dem Puls der Erde zu atmen und in unseren Körper, das Leben fließen zu lassen. Im Rhythmus des weiblichen Zyklus, fühlen wir die Tiefe des Wesens, um unsere Essenz zu verkörpern. Die Liebe, die durch die Herzen strömt, ist die Essenz des gesunden Seins. Die pure Präsenz im Raum ist manifestierte Güte. Es ist jetzt die Zeit neue Wege zu gehen, in dem wir uns an unsere Urweiblichkeit erinnern. Diese Rückverbindung geschieht meist von selbst, indem wir miteinander im Vertrauen einfach *SIND*.

Es ist ein Weg, sich selbst wieder zu achten, wertzuschätzen und zu würdigen, den urweiblichen Körper zu lieben und uns vor uns selbst zu verneigen. Dazu gehört, sich wieder für eine individuelle und wahre, authentische Schönheit zu begeistern und das eigene Frausein zu genießen und zu feiern.

Jamina Ruth Hildegard Ehrhardt, geboren am 29. Juni 1983, Mutter von fünf Kindern und freie Doula, Paramana Doula, amtsärztlich geprüfte Heilpraktikerin seit 2009, Mentorin, spirituelle Geburtsbegleiterin, Gestalttherapie, Homöopathie, Frauenkreise, Urweibliches Wissen, Pflanzenheilkunde, Familienaufstellung, Flowbirthing Mentorin, Mitgründerin des Doula Verbund Deutschland e.V., mentale & spirituelle Frauenarbeit, zertifizierte Gesundheits-, Ernährungs- und Lebensberaterin, Mitautorin von »Mütter der Neuen Zeit« herausgegeben von Sabine Mänken.

Anne-Sophie Montandraud Sellmaier, geboren am 21. Mai 1977, Mutter von drei Kindern und einem Sternenkind und freie Doula, zertifizierte spirituelle Schwangerschafts- und Geburtsbegleiterin, Embodiment Coach, Urweibliches Wissen, Mentorin, zertifizierte Ayurveda-, Gesundheits-, Ernährungs- und Lebensberaterin, zertifizierte Ayurveda-Massage Praktikerin, Frauen- und Familienbegleiterin, zertifiziert in Aromen- und Kristallarbeit, Frauenkreise, zertifizierte energetische Osteopathin, Autorin von »Ausstrahlung und Rohkakao, die Kunst sich in der Schwangerschaft liebevoll zu nähren«.

www.hueterinnen.org

WEITERE TITEL IM MAGAS VERLAG

- **Warum Stillen politisch ist,** G. Palmer, aus dem Englischen von I. Hagedorn, 2022. Über die *komplexen Kräfte und Motive, die hinter unserer scheinbar individuellen Entscheidung stehen, ob wir stillen oder nicht.* ISBN 978-3-949537-00-4

- **Fünf Julias,** M. Souza, übersetzt v. P. Bös, 2022. Ein packender Coming-of-Age Roman über Heranwachsende und soziale Medien, 2022. ISBN 978-3-949537-04-2

- **Was ist obszön?,** Rokudenashiko, übersetzt v. A. Fleiter, 2022. Wie eine Japanerin wegen Vulva-Art ins Gefängnis kam. Manga. ISBN 978-3-949537-06-6

- **Die Gebärhaltung der Frau,** L. Kuntner, 2022. *»Dieses Buch darf als Standardwerk im Hebammenwesen bezeichnet werden«, Deutscher Hebammenverband.* ISBN 978-3-949537-02-8

- **Dringend rotwendig: Die menstruelle Revolution,** K. Pickering & J. Bennett, übersetzt v. M. Hopp, 2022. *Warum wir eine Revolution der Menstruation brauchen bevor wir echte Gleichberechtigung erreichen können.* ISBN 978-3-949537-05-9

- **Gebären wie eine Feministin,** M. Hill, übersetzt v. S. Heidelberger. *Dieses Buch ist ein Leitfaden für alle, die sich fragen, was sie konkret zur Verbesserung der Geburtssituation beitragen können.* ISBN 978-3-949537-07-3

- **Geburt von der Stange?,** hrsg. von H. Dahlen, B. Kumar-Hazard, V. Schmied, übersetzt v. H. Freiwald, 2022. Über die Verletzung von Menschenrechten innerhalb des Geburtshilfesystems. ISBN 978-3-949537-03-5

- **Zurück zur Geburt als Übergangsritus,** R. Reed, übersetzt v. I. Glienke, 2022. Ein holistisch evidenzbasierter Rahmen um Geburt zu verstehen. ISBN 978-3-949537-08-0

- **Die Seelenkarten,** D. Linn, übersetzt v. H. Bolke-Hermanns, 2022. Lass deine Seele zu dir sprechen, 52 bunt illustrierte Karten mit Anleitungsheft. ISBN 978-3-949537-09-7

Alle Titel sind (vor-)bestellbar über **www.magas-verlag.de**

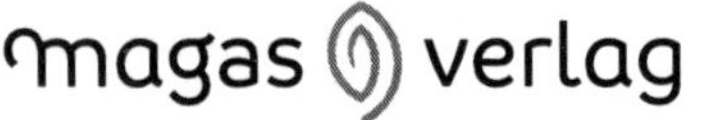

Bücher, die Frauen stärken.